呵护生命

科技与医药之使命

游苏宁◎著

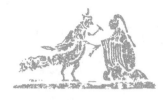

科学出版社

北 京

内 容 简 介

医药科技的发展为医学与医药的进步带来了福音，实现了医学美好的愿望，推动医药现代化成为科技界的神圣使命和光荣任务。本书精选了50本医药科技领域的精品图书，从专业的角度进行了深入解读。阅读本书，有助于读者尤其是医务工作者、医学相关领域从业者了解更多的医药科技进展，并紧跟科技发展的步伐，为医学的进步贡献更多的力量。本书中所选的文章真正体现了笔者作为杂家率性而为的阅读习惯，这些书评涉及的图书面广，不乏劝人向学之意。

本书适合喜欢读书的大众读者阅读，尤其是对医务工作者、医学相关领域从业者具有一定的启发意义。

图书在版编目（CIP）数据

呵护生命：科技与医药之使命/游苏宁著.—北京：科学出版社，2022.10
ISBN 978-7-03-073168-5

Ⅰ.①呵… Ⅱ.①游… Ⅲ.①医药学-科学技术-文集 Ⅳ.①R-53

中国版本图书馆CIP数据核字（2022）第171462号

责任编辑：张 莉／责任校对：韩 杨
责任印制：李 彤／封面设计：有道文化

科学出版社 出版
北京东黄城根北街16号
邮政编码：100717
http://www.sciencep.com
北京虎彩文化传播有限公司 印刷
科学出版社发行 各地新华书店经销
＊
2022年10月第 一 版 开本：720×1000 1/16
2023年 1 月第三次印刷 印张：17 1/2
字数：257 000
定价：68.00元

（如有印装质量问题，我社负责调换）

序

时光荏苒，犹如白驹过隙。蓦然回首，当年那指点江山、激扬文字的恰同学少年已年逾花甲，满头的黑发早已渐染霜雪，从京城的一个匆匆过客成为可以免费乘坐公交和游览公园的首都退休居民。随着年龄的陡增，儿时的许多梦想早已随风逝去，那热血青年立下的鸿鹄之志也早已荡然无存；回眸自己一甲子的人生之旅，从初出大学校门到光荣退休，在 37 年的工作生涯中，笔者仅仅服务于中华医学会一家单位。在这里奉献了自己无悔的青春，也有过值得骄傲的高光时刻，但更多挥之不去的记忆是自己平凡人生中潜心读书所获得的乐趣。

作为学医出身但毕生从事期刊编辑工作的职业出版人，笔者的日常工作就是与文字为伍，与标点符号做伴。在耳顺之年回首人生，无论是忙碌还是闲暇，手不释卷的读书爱好始终相伴。随着年龄的增长，读书已经成为人生中的一大乐趣。古人云：独乐乐不如众乐乐，为了分享自己的读书心得，近年来笔者不仅在《中华医学信息导报》《医师报》等报刊开设了书评专栏，还于 2016 年 3 月 31 日开通了个人微信公众号"老游评书"。截至2022 年 8 月 17 日，"老游评书"共推出文章 602 篇，其中书评相关文章 393篇，其他类型文章 209 篇；粉丝突破 3 万人，总阅读量达 439 665 次。

"老游评书"的系列文章被新华社、光明网、学习强国、健康中国、期刊强国、科学出版社、生活·读书·新知三联书店、人民文学出版社、中华医学会多个分会、中华医学会系列杂志、中国科学技术期刊编辑学会、中国科学报、中国医学论坛报、医师报等官方微信公众号及医学界等众多自媒体账号相继转载。其中被新华社客户端转载后单篇文章的最高浏览量为110.6万。第三方权威机构2022年度（截至8月20日）评估报告显示："老游评书"的微信传播指数为496.8，影响力超越了68%的微信公众号。

作为科技期刊的资深办刊人，笔者不仅编辑过各种各样的作品，而且在文化名家暨"四个一批"人才工程自主选题项目的资助下，将2019年以前写作的书评文章进行了精选，分别在人民出版社和科学出版社结集出版了《经典伴书香》《编辑哲思与践行》《生命的回眸：我眼中的医学大家与经典名作》《生命的奇迹：游苏宁医学书评》《生命的智慧：游苏宁科学书评》等图书，出版后获得业内同侪和广大读者的普遍认可。

恰逢自己告老还乡之际，接受科学出版社张莉编辑的建议，从笔者2019年以来在"老游评书"微信公众号中推出的180篇原创书评中精挑细选出100篇文章，分为《敬畏生命：科学与人文之初心》《呵护生命：科技与医药之使命》两册出版。其中，《呵护生命：科技与医药之使命》精选了50本医药科技领域的精品图书，从专业的角度进行了深入解读。医药科技的发展为医学与医药的进步带来了福音，实现了医学美好的愿望，推动医药现代化成为科技界的神圣使命和光荣任务。阅读该书，有助于读者尤其是医务工作者、医学相关领域从业者了解更多的医药科技进展，并紧跟科技发展的步伐，为医学的进步贡献更多的力量。《呵护生命：科技与医药之使命》中所选的文章真正体现了笔者作为杂家率性而为的阅读习惯，这些书评涉及的图书面广，不乏劝人向学之意。新书得以付梓，也算是对自己好读书的阅读之旅的一次总结和告慰，希冀为社会增添一缕醉人的书香。尽管书中介绍的不乏经典名作，但源于笔者才疏学浅，唯恐力有不逮，难以全面准确地诠释书中的精华，故恳请广大读者在阅读的同时不吝指教，以便修订再版时更正。

　　值此新书出版之际，由衷地感谢"老游评书"微信公众号的幕后英雄宋亚波，正是他 6 年多的无私奉献和精心编排，才保证了"老游评书"中的所有文章不仅编校水平上乘，而且图文并茂、版式精美。更要感谢"老游评书"的读者，正是你们的关注和喜爱，推动着笔者在读书之路上不断前行。

2022 年 9 月于北京

扫一扫，关注"老游评书"，
与作者一起读好书

药物与医疗 ································· 111

病毒与疫苗

当今我们所享受的高质量生活，在一定程度上是依赖疫苗的；而当面临新的传染病和社会挑战时，需要全人类勠力同心，共同创造崭新的未来。

抗疫之战的精彩回眸　道阻且长的残酷现实

——《战疫：传染病能否根除？》

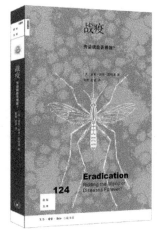

传染病有可能从地球上彻底消失吗？人类前赴后继的抗疫之战能获得最终胜利吗？世界顶级流行病学专家弗雷德·索珀（Fred Soper）对这一点笃信不疑并为此奋斗终生。美国著名公共卫生史学家南希·丽思·斯特潘（Nancy Leys Stepan）所著的《战疫：传染病能否根除？》一书，以索珀开展根除传染病行动的故事为主线，记录了全球公共卫生领域的人士与传染病殊死搏斗的精彩故事。该书的主要内容包括：根除疾病与公共卫生，传染病流行的根源，洛克菲勒时代的悖论，战后的根除狂热，消灭疟疾的任重道远，根除天花的最后一击，对当代根除传染病工作评价的莫衷一是等。斯特潘记述了人类为了彻底灭绝天花、疟疾、脊髓灰质炎等疾病而与传染病抗争的科学史，从流行病学视角回顾了全球化的进程，它无疑是一部疯狂的殖民扩张史，一部殖民地反抗运动的血泪史，也是一项经典的公共卫生案例。该书中所记录的传染病根除行动遍及亚洲、非洲、欧洲、美洲四大洲，其中伴随着大国外交的政治较量、民主与独裁的博弈、殖民与反殖民的斗争，无疑从崭新的角度记述了世界的当代史。斯特潘指出，公共卫生集医学、政治、伦理学和文化心理为一体，根除传染病行动就像一张国情晴雨表，时刻反映着开展行动的目标国家的政治局势、经济实力、政府执政能力和民生水平。该书不仅史料翔实、故事情节引人入胜，而且全书 1/4 篇幅为注释和参考文献，这些近百页文献彰显出作者深厚的学术造诣和严谨的写作风格。在健康权愈发被视为公民基本权利的今天，在抗击新型冠状病毒肺炎疫情拉锯战的当下，该书中讨论的问题尤其值得我们重视。

人类战"疫"的精彩回眸

斯特潘撰写该书旨在研究根除传染病工作的起源、发展、影响和争议等问题，把它当作国际公共卫生的一个目标。人们经常以一种不严谨的方式使用"根除"一词，而作者是在更精确、更现代的公共卫生意义上使用该术语，它所指的是"通过有益的工作，把全球疾病的发病率降低为零"。根除疾病与控制疾病截然不同，后者是指仅把疾病的发生率减少到可接受的水平，而不是抱着使世界永远摆脱该疾病的期望。谈及根除，重点是零发病率以及目的明确的公共卫生干预措施。根除传染病设置了一个刻意的起止日期，还涉及有关费用的论点，即认为虽然根除工作代价高昂，但从长远来看，比疾病控制费用低。一旦实现零发病率的目标，维护控制措施的持续成本就永远取消，且不会带来疾病卷土重来的风险。斯特潘认为，科学知识总是不确定的，公共卫生事件总是挑战人们对病因学和疾病性质的认知极限，仅就事论事地批评根除事业是错误的，这是在迫使贫困国家对疾病屈服，加强基础卫生设施的投入必不可少。根除的历史是一门综合史，斯特潘以索珀根除传染病的故事为主线带领读者回顾了 20 世纪全球根除传染病的旷世之举，全景式展现了根除计划不是单纯的医学行为，而是涉及经济、政治、文化等多方面的艰辛曲折的抗疫之路。系统梳理一个多世纪以来全球通过精诚合作、致力于逐个根除特定疾病案例的得失，斯特潘指出,推进根除和发展初级卫生服务可以相辅相成地提高人类健康水平,尤其有助于改善世界上最贫穷和最受疾病困扰人口的健康状况与福祉。

根除理念的总设计师

该书并非索珀的个人传记,而是在讲述一种想法和理念的故事,抑或是记述了20世纪公共卫生事业的风格,斯特潘引经据典地讲述了从20世纪初期发展到当前根除疾病历史的来龙去脉。索珀是一位美国公共卫生官员,他的一生几乎跨越了20世纪,绝对是疾病根除行动的主要倡导者和领军人物。他的一生清晰印证了当时公共卫生工作的新形态:学术巨擘们对自己掌握的知识充满信心,到处奔波,潜心研究各种疾病,以期建立一个无疾病感染的世界。索珀集魅力、坚定和严谨等品质于一身,而且幽默风趣、精力充沛。他是世俗社会中的医学传教士,被誉为国际公共卫生事业中伟大的"诸侯"之一。毫无疑问,索珀是传染病根除行动的灵魂,作为疾病根除理念的总设计师,在疾病根除的历史长河中,他是一座重要的里程碑。索珀令人敬佩,是因为他在决心从地球上彻底消灭疾病方面从不打折扣。他认为仅把人群发病率降低到几乎不见踪影的程度是不可以的,实际上正是在此时此刻,重要的疾病根除工作才开始。他坚信疾病根除必须是绝对的,疾病根除主义是一个不折不扣的术语,所追求的是某种完美度。毫无疑问,完美的麻烦就在于它很难实现,世界是不完美的,人类亦非完美。进化适应和生态学的现实情况、人类和病原体之间达成的瞬息万变的动态平衡,对于疾病根除都是不利因素,而人类历史的事实也恰是如此。令人扼腕叹息的是,在1977年天花被成功根除之前,壮志未酬的索珀怀着对疾病根除理念的坚定信念羽化西去。

消灭天花的筚路蓝缕

我们如何改善人类健康?公共卫生专家的答案之一是通过"根除"。根除意味着通过人为干预来彻底消除疾病,它代表着绝对意义上的公共卫生。

从 20 世纪初出现根除的思想，直到今天针对骨髓灰质炎、疟疾等的艰苦鏖战，该书囊括的内容令笔者印象深刻。斯特潘更是将根除故事的讲述置于多种错综复杂的背景之下，如帝国扩张的历史、不断变化的公共卫生观念、医学及其技术的进步、国际卫生机构的发展，以及冷战对发展中国家疾病关注程度造成的冲击。作者以消灭天花为例，展现了这场近 200 年的战斗并非一帆风顺，而是一波三折，跌宕起伏，其中不仅有医学技术的进步、所涉及各方的勠力同心，还有一些偶然的因素在起作用。斯特潘指出，根除是一个现代概念和一项现代成就，对一种疾病有的放矢地彻底根除是 20 世纪的产物，根除概念是洛克菲勒基金会第二次世界大战前在与钩虫病、黄热病和疟疾的斗争中开创的。总之，根除代表着一种绝对的意义。迄今，在人类前赴后继开展的多项根除行动中，只有根除天花一项已经大功告成。回眸人类历史，造成死亡与毁容最多的疾病，非天花莫属。布满被感染者面孔与身体的丑陋的水疱，对于天花被最终消灭以前目睹过它的人们来说，一定终生难忘。许多患者不仅留下了严重麻脸，而且由于感染致盲。在某些人群中，高达 70% 的感染者死于该病。世界卫生组织于 1958 年首次呼吁消灭天花，1967 年开始的一项强化计划在 10 年后制止了该病的传播。最后 1 例自然发生的天花病例是 1977 年 10 月在一名索马里男子身上确诊。关于天花已经真正灭绝的正式公告，于 1980 年在日内瓦发布，这是人类历史上第一次将一种疾病人为地从全世界消灭。

道阻且长的残酷现实

该书记述了一段全球公共卫生行动的历史，介绍了人类自现代社会以来的数次根除传染病的行动。斯特潘指出，某种疾病对具体历史时期的特定社会意义很少直接取决于健康指数，人们所表达的忧虑、所给予的关注，以及所采取的救治行动，都由"疾病救治领域中的权力斗争"所决定，我们可以从根除黄热病的历史中窥见救死扶伤中的政治因素。黄热病绝非美洲最严重的疾病，但源于其超强的流行性、高病死率，及其在贸易和移民日益增长的时代中大规模流行和因疾病隔离所造成的混乱,尤其是黄热病对新近到达的移民异常凶猛的侵袭,使得黄热病在美国成为被关注的焦点。斯特潘坦言,当谈到根除行动的时候,我们所谈论的是公共卫生干预的一种特征,这种特征已经在国际舞台上的公共卫生领域留下了自己的印记。从历史上来看,将根除疾病作为一项目标,反映的是人们对医学科技干预、对国际合作的可能性以及对公共卫生知识的巨大信心。判断疾病是否适合根除的标准应包括生物、经济及政治三个方面。简单而言,历史上根除工作中投资最大的一些疾病,如果从纯生物学角度来看就不会成为被选择的对象,例如黄热病,因为黄热病毒有一系列动物宿主,这就导致不可能根除该病。1955~1969年世界卫生组织领导的根除疟疾计划,是迄今所有根除行动中规模最大的,却由于科学知识不足、错误的类比以及西方的傲慢情绪导致最终彻底失败。总之,斯特潘认为仅仅基于技术手段进行根除是不够的,当地的生态环境、社会条件、政治体制、经济因素等所有这些都需要纳入考虑范围,而这就使实现疾病根除行动更加困难。斯特潘坦言,新的微生物带来了一批而不是一种政策选择,其反映的往往并不只是医学界的判断,还有相关人士的社会价值观、意识形态和政治立场,根除项目无疑能继续在未来的公共卫生干预措施中占据一席之地,但根除行动应该有节制地开展,不可轻易发起。

彪炳史册的人类救星　千姿百态的共生系统
——《疫苗：医学史上最伟大的救星及其争议》

抗击新型冠状病毒肺炎疫情已进入艰巨的拉锯战中，针对疫苗的争议不绝于耳，各执己见者对疫苗的利弊莫衷一是。恰逢此时，笔者拜读了美国知名记者阿瑟·艾伦（Arthur Allen）所著的《疫苗：医学史上最伟大的救星及其争议》一书，受益匪浅。这部 500 多页的图书聚焦疫苗展开论述，主要内容包括：天花疫苗试验，牛痘的奇特历史，有关天花的疫苗大战，美国人抗击脊髓灰质炎的战斗，百白破与疫苗

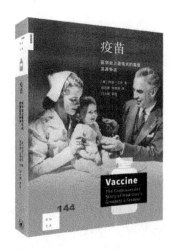

安全运动，宁愿感染百日咳的人，疫苗导致孤独症？疫苗未来的美好前景等。除史料翔实、引人入胜外，该书还附有 30 幅极其珍贵的历史照片和超过 60 页的参考文献。作者聚焦于疫苗这一主题旁征博引、谈古论今，基于大量文献、档案、访谈资料，细致梳理了为疫苗发展做出杰出贡献的詹纳、索尔克、希勒曼等在抗疫之战中的感人事迹，详细考察了美国借助疫苗抗击天花、黄热病、脊髓灰质炎、麻疹、百日咳、乙型肝炎、破伤风等传染病的真实历史，并与英国、德国、苏联，以及拉丁美洲、非洲等国家和地区的抗

疫活动进行了对比论证。此外,作者还深入探讨了疫苗与传染病防控、接种后的不良反应、宗教信仰、政治制度、医疗体制改革、自然环境、地区文化、全球合作等诸多议题之间的互动关系,尤其是对接种疫苗的优劣得失进行了辩证解析,给出了可供读者参考的思考与建议。

阅读该书,读者不仅可以获得有关疫苗的丰富知识,而且有助于深化对疾病防控、疫苗研发、家庭生活、人与自然、政治文化、全球合作以及人类未来等诸多议题的深入思考。

彪炳史册的人类救星

艾伦指出,疫苗是一种医学制品,人们通过它将病原微生物的整体或部分输入人体,以期激发免疫反应,从而在这种微生物通过自然途径进攻并感染人体之前,体内就已经产生可以抗击这一病毒的自我保护能力。疫苗的工作原理是通过刺激人体免疫系统产生抗体和免疫细胞,以准备在病毒侵入人体时对其发起反击。疫苗最初纯粹是经验医学的产物,而后得益于人类对病菌、免疫系统了解的不断深入,以及对它们操控能力的持续提升,从而使得疫苗研发逐渐成为一种科技。鉴古知今,疫苗的发展历程见证了人类将异物注射入人体后可能发生的各种意外,我们越是依赖科技,就越可能遭遇更多难以预料的后果。如今的疫苗分为以下几种:活病毒疫苗,包括预防天花、麻疹、腮腺炎疫苗以及口服脊髓灰质炎疫苗;灭活病毒疫苗,包括注射型脊髓灰质炎疫苗以及大多数流感疫苗;活细菌疫苗,包括用于防控结核病的卡介苗;灭活细菌疫苗,包括早先的预防百日咳、霍乱及伤寒疫苗;细菌亚基疫苗,美国当前使用的多数疫苗均属这类。毫无疑问,疫苗更多的功用在于预防而非有目的地攻击一种已经存在的疾病,但它又可能在一定程度上伤害到人体。因此,必须尝试引导公众正确地看待传染病的危险,使他们勇于承受接种疫苗带来的少许风险,以便防控后续可能袭来的疾病。无论是哪种疫苗,作为一项公共卫生举措,要想获得成功,必须有以下三个方面的支撑:第一,公众必须相信疫苗的研制与接种都是安全且有价值的；第二，制造商能够从疫苗生产中获利；第三，政府与公共卫生专家等要进行多方协商，以确保更好地实现全民健康的目标。回眸历史可知，接种天花疫苗是人类最早获得成功的医学干预措施，得益于疫苗的普及，1980年天花被彻底除根，已成为迄今被人类消灭的第一种也是唯一的传染病。

刻骨铭心的前车之鉴

该书作者在介绍疫苗接种历程的同时，力求基于历史事实真相做出公正分析和诠释。疫苗的社会史抑或是人们对疫苗的应用和认可的过程，与疫苗的科技发展并非总是同步。疫苗的安全性问题不容忽视，历史上曾发生的多场疫苗接种事故令人刻骨铭心。1942年，美国研制的部分黄热病疫苗被乙肝病毒污染，这些意外造成了30万名士兵被乙肝病毒感染，其中100多人死亡。这是一场本可避免的灾难，但因为自大、犹豫、缺乏有效的沟通以及恐惧之心作祟，似乎它的发生又是必然的。1947年，一名携带天花病毒的商人从墨西哥旅行到美国曼哈顿后被发现，基于对天花的恐慌，在3周内，超过600万的纽约市民接种了疫苗，完成了该城有史以来规模最大的一次疫苗接种，导致因天花疫苗造成的伤亡比疾病本身更为致命。1976年发生了一次"猪流感"疫苗接种溃败事件，当时为了预防一种可能暴发的流感，4000万美国人接种了疫苗，结果流感不仅没有暴发，政府还花费了1亿美元赔偿因接种而导致自身免疫性疾病的受害者。

2002年底，为了防止恐怖袭击，时任美国总统布什亲自接种了一种早已消除殆尽的传染病的疫苗，奠定了一项公共卫生运动的基石。他要动员全美1000万名警察和医务工作人员接种天花疫苗，以便让国家进入随时可能遭受细菌武器恐怖袭击的备战状态。然而，截至2005年，只有不到4万人选择了接种天花疫苗。很多专业人士认为，这次疫苗推广行动并不是在冷静地分析和判断后做出的，它真正的目的是通过激起公众的恐慌，促成对战争的全民共识。布什政府歪曲了事实，通过操纵民众的恐慌，达到了自己的目的。从这个角度来看，这次行动摧毁了美国历次疫苗推广计划所必须依赖的社会契约。艾伦指出，"进化"是"试错"的代名词。人类总是犯着同样的错误，而这些悲剧一再给予人类惨痛的教训。当疫苗比以往任何时候都更加安全有效时，人们却对是否进行接种越发难以抉择。《美国医学会杂志》发表的调查结果显示，有 1/4 的家长对是否让孩子接种疫苗犹豫不决。关于百白破疫苗的争论无休止，有些人将疫苗视为精神污染物。错误的结论，导致很多父母相信疫苗接种不再是婴幼儿人生中不可或缺的一部分和成长之路上的必需，而是一种甚至与他们的独立人格、知情同意权、可接受的风险相冲突的医学手段。

千姿百态的共生系统

该书作者坦言：公共卫生事业的存在，意味着社会个体不可能完全独善其身。我们必须清醒地认识到疫苗虽然可以保护个体，但却很难完全保护所有接种者，尚有部分人无法有效接种。在某些时刻，个人责任不得不向公共卫生的发展让步，我们必须相互依存与照料，这是我们的社会契约。历史经验表明，没有恐惧的胁迫，便很难说服人们给自己注射疫苗，人们通常只有等到威胁降临的时候才愿意接种疫苗。在将疫苗推向全社会的过程中，文化认同与科技革新两者缺一不可。无论疫苗有多么重要的使命，成功推广的关键在于管理者是否具有足够的权威。我们应该理解，普通大众对风险判断的方法各不相同，我们中的绝大多数人都会本能地对服用药物和接种疫苗有抗拒心理，除非我们相信这些措施是绝对必需的。在美国，接种疫苗是每个社会个体首先必须履行的一项国家义务。回眸历史，这样的例子不胜枚举。美国独立战争期间，由于天花疫情危及驻扎于魁北克城外的革命军，华盛顿不得不对其军队进行大规模疫苗接种以获得免疫性保护。第一次世界大战期间大流感流行，从 1918 年 9 月到翌年夏天，海军中40% 的士兵被感染，陆军的感染率则为 36%，4.3 万名美国士兵因大流感去世，美国本土多达 50 万人在此次疫情中死亡。

疫情使关心公共卫生事业的人充分认识到研发与使用疫苗的重要性，当脊髓灰质炎疫苗接种试验持续推进时，病毒学家已经逐渐理解了"人类与病毒"这一共生系统的复杂多样性，科学越进步，所取得的成就便越多，但失败和隐患也更明显。置身科学巅峰，小心谨慎和野心勃勃的科学家往往势均力敌，他们可以分别被称为"实干家"和"怀疑论者"，这两类人社会都需要。大众希望科学能造福人类，所以会激励那些有能力乃至略显躁狂的实干家担负起领导职责。但怀疑论者也在发挥作用，他们亲自出面或借助体制机构的力量来防止实干家走得太快太远。回眸历史，脊髓灰质炎疫苗无疑是人类技术进步和社会工程的壮举，该疫苗对因脊髓灰质炎病毒感染导致的瘫痪的预防有效率可达90%。近200万名美国儿童的家长签署了愿意参与该测试的知情同意书，参与该项目者包括2万名医生、4万名护士、1.4万名学校校长、5万名教师和22万名志愿者。这项事业标志着公众对科学权威的信任，也是科学技术、乐观主义与精诚合作共同发挥作用的产物。当问及谁该持有脊髓灰质炎疫苗的专利时，索尔克回答：我觉得应该是所有人，没有谁能独享疫苗的专利权，难道你能把太阳当作自己的专利吗？

接种疫苗的进退维谷　针对流言的辩证之思

——《进退两难：疫苗谣言从何而起　又为何驱之不散》

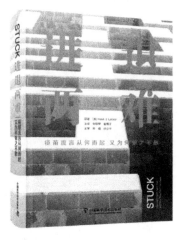

时至今日，在全球携手抗击新型冠状病毒肺炎疫情的大潮中，世界各地出现了一些"疫苗会造成伤害和死亡"的流言蜚语。如何应对错误信息是我们在抗疫中必须面对的严峻挑战，海蒂·J.拉森（Heidi J. Larson）的《进退两难：疫苗谣言从何而起　又为何驱之不散》一书或许能为读者指点迷津。该书完成于新型冠状病毒肺炎疫情发生前夕。在该书中，伦敦卫生与热带医学院疫苗信心项目主任拉森阐述了有关疫苗流言的产生与散布方式，以及流言如何引发全球抵制疫苗的浪潮，并梳理了社会、心理、政治、历史和文化等影响高收入国家民众对疫苗态度的因素。通过追述疫苗发展中的细节，分析疫苗接种中进退维谷现象的成因，阐述了正确看待流言的辩证之思，提出了重塑信任的深刻见解。尽管该书中涉及的主要是国外的经验，但新型冠状病毒肺炎疫情的全球暴发，让我们真正体会到病毒无国界，它周游世界无须护照，虽看似远隔万水千山，实际上无远弗届，仅为飞机舱门的咫尺之隔。高福院士不仅担任该书中文版的主审，而且为其倾情作序，在全球抗疫的当下，相信该书中提出的观点必定有值得我们借鉴之处，也相信有识之士定会开卷获益。

疫苗历史的雪泥鸿爪

回眸人类的发展史，瘟疫曾无数次威胁人类的健康。罗马帝国的覆灭与天花相关，三次鼠疫大流行夺走无数人的生命，麻疹至少导致全球两亿人命丧黄泉，白喉与百日咳曾经是婴幼儿的鬼门关。18 世纪发现的疫苗犹如一块基石，为人类彻底战胜瘟疫奠定了坚实的基础。正是疫苗的发明，为人类战胜瘟疫点燃了希望之光，提升了全人类生命的数量和质量。牛痘疫苗根除了仅在 20 世纪就杀死 3 亿人的天花，白喉疫苗拯救了超过 6000万人的生命。面对波及范围广且不断升级的传染病挑战，疫苗取得了有目共睹的成功。鉴古知今，人们也无法回避麻疹、腮腺炎和风疹（MMR）疫苗会导致孤独症这一欺诈性说法对全球公共卫生事业所造成的灾难性影响。1998 年，英国医生安德鲁·韦克菲尔德在《柳叶刀》上发表了 MMR疫苗与孤独症有关的虚假研究。尽管文章后来被撤稿，韦克菲尔德也被吊销了行医执照，但其理论像病毒一样复制并传播，其谬误流传甚广、恶劣影响极大。它是一种简单、可重复的对发酵中的焦虑的确认，导致这三种危险的疾病死灰复燃。拉森认为，反疫苗运动的崛起与新型信息搜索工具的发展密不可分。她指出了当代健康运动中未被充分研究的一面：互联网的日益普及如何让人们更科学地打破距离阻隔、分享成功的经验。她认为，如今的科学传播往往沦为营销和口号，而不是倾听和融合公众辩论。对于疫苗的犹豫不决既是虚假信息泛滥的问题，也是尊严问题：在公众对权威越来越不信任的情况下，个人希望自己的选择得到尊重。因此，有效的措施就是让公众真正地参与进来。要想提高疫苗的接种率，就必须激发公众的保护意识。

疫苗接种的进退维谷

恐惧源于不了解，对一知半解疾病的恐惧让我们的后代容易遭到那些众所周知、完全可以预防的疾病的侵袭。有关疫苗最危险的错误信息，威胁着全球数十亿人的生命健康。拉森依据不同地区的历史实例，研究了有关疫苗谣言的来龙去脉。从 19 世纪反对天花免疫的示威游行到 21 世纪尼日利亚抵制接种脊髓灰质炎疫苗的运动，以事实向读者展示了一个充满恐惧、怀疑和风险评估的社会中各种行为对接种疫苗的影响。她认为，躲在反疫苗运动背后的是无知，而不是恶意。公众在疫苗抉择时的切身感受也可能带来负面影响，他们需要被理解和倾听、被赋予选择权以及维护其尊严。若想恢复社会常态，就亟须建立与公众之间的信任合作关系。数字媒体无疑对风险的社会放大起到了推波助澜的作用，但在有关疫苗的争议浪潮中，罪魁祸首不止一个。人体对疫苗信息的反应方式，往往与疫苗本身的属性无关，情绪传染也会左右人们的态度。对接种疫苗的心因性反应包括昏厥、痉挛和呼吸障碍。虽具体情况不尽相同，但一旦这种反应被公开化，就会在新的地方出现。例如，当据称是接种了人乳头瘤病毒（HPV）疫苗后的女孩发生抽搐的视频在社交媒体上疯传后，哥伦比亚的一个小镇出现了一波可能与免疫接种有关的住院潮。最终的科学结论是，相关躯体症状并非由疫苗引起，而是源于恐惧和焦虑。人们分享"疫苗有害"的谣言，还因为他们担心或者愤慨于对牟取暴利或对民众进行政治控制的指控。当哥伦比亚总统宣布科学调查结果时，激愤的民众对 HPV 疫苗的怀疑不减反增。拉森将免疫接种称为"现代集体主义与合作的最大全球实验之一"，尤其是在全球抗击新型冠状病毒肺炎疫情之际，该书有助于我们了解到，事实只是整块拼图的一部分，社交媒体无法回避其技术在制造不利于公共利益方面所扮演的角色。

有关流言的辩证之思

拉森提醒说，为了维护接种疫苗的社会效益，就必须对新的公众情绪做出回应。如今，我们处于非常矛盾的境地：拥有高效的疫苗，但公众却对接种疫苗心存疑虑。仅仅告诉人们疫苗对预防疾病疗效优异是不够的，世界上一些幸运地区的人们认为，这些瘟疫不是发生在久远的过去，就是传播在遥远的异地他乡，似乎与自己毫无关系。因此，我们必须着眼于接种疫苗的体验。贯穿该书的一个关键主题就是层出不穷的流言从何而起，又为何驱之不散。拉森指出，随着社交媒体的日益可视化，高度情绪化的视频战胜了枯燥乏味的科学事实。流言是一种集体解决问题的方式，它通过分享不断演变且尚未确定的信息，并收集他人的观点来应对不确定性。拉森建议将导致信息流行病的病原命名为"信息病毒"。在社交媒体时代，信息病毒常会引发信息流行病。一定程度上，正是这一幕后黑手，操纵了"疫苗犹豫"，阻碍了疫苗的接种和对传染病的防控。在当前的新型冠状病毒肺炎大流行背景下，我们面对的不仅是病毒，还有伦理、道德以及人类的善恶与文明进程。当这些复杂因素掺杂到一起，认知水平不一的焦虑者很可能会通过流言来掩耳盗铃。高福院士认为，流言真假难辨的原因是它将正确、错误、虚假及恶意信息混杂到一起，看似不无道理，实则蛊惑大众。在全球抗疫之际，最难对付的不仅是新冠病毒，更可怕的是信息病毒。它们利用公众的知识盲区进行快速填充。信息病毒的传播最终卡住的不是我们的脖子，而是我们的大脑，"卡脑子"的问题更难解决。因此，希望该书中的介绍能让人不再身陷疫苗犹豫的泥淖中停滞不前，而是积极采用科学的手段对抗新冠病毒和信息病毒。

重塑信任的深刻见解

拉森认为，在新自由主义的特殊背景下，人们将医疗保健视为一种服务而非权利，并认为所有治疗都应由消费者选择，这对作为一种共同利益的免疫接种来说无疑存在问题。个人主义盛行，再加上希望被倾听和认真对待的合理需求，孕育了对疫苗的不信任。对疫苗的犹豫不决曾经是一个仅限于在诊室里讨论的育儿问题，如今却在社交媒体上被大肆渲染。研究表明，错误的健康信息可以迅速改变人们的健康行为。新型冠状病毒肺炎疫情让全球化产业链按下了急停键，同时催生了一个全新的时代，人们的生活与工作方式都发生了巨大的改变。历史的经验证明，社会要在疫情中保持常态，疫苗的作用厥功至伟；正是人类主动利用疫苗免疫，形成免疫屏障，达到群体免疫，才最终彻底消灭了天花。毫无疑问，要取得抗击新型冠状病毒肺炎疫情的最终胜利，对新型冠状病毒疫苗的需求将是巨大的。然而一些人仍然会拒绝接种，这会让那些源于其他健康问题而无法接种疫苗的人暴露于风险之中。为了对抗接种疫苗的犹豫不决，医务工作人员、新闻工作者、社会组织和技术专家必须结成广泛的联盟，并制订有针对性地挑战错误信息的计划。如果不去研究错误信息如何成为热搜并在网上传播，也不去制定阻止这种信息传播的策略，那么在人类最需要疫苗抗击传染病的时候，反对接种疫苗的谬论将继续盛行。拉森坦言：当今我们所享受的高质量生活，在一定程度上是依赖疫苗的；而当面临新的传染病和社会挑战时，需要全人类勠力同心，共同创造崭新的未来。希望该书的出版，能让更多读者了解公共卫生工作者面临的困境，破除疫苗犹豫，建立起大众对疫苗的信任，加快构建群体免疫屏障，以挽救更多的生命。

人类免疫的鉴古知今 希望与恐惧如影随形
——《希望与恐惧之间》

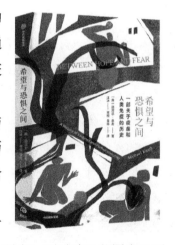

在全球新型冠状病毒肺炎疫情日益蔓延的笼罩之下，身处疫情阴影之中的人们，希望通过了解人类与瘟疫殊死搏斗的历史，为战胜疫情增添信心。迈克尔·金奇（Michael Kinch）的《希望与恐惧之间》一书，通过追溯疫苗与人类免疫的历史，回顾了疫苗与疾病的对抗历程，以翔实的科学研究数据解释了其挽救性命的作用机制，深入浅出地诠释了稳定、有效、副作用小的现代疫苗是如何相继问世并获得广泛应用的，让身处迷茫之中的人们看到希望的曙光。面对波及范围广且不断升级的传染病挑战，疫苗取得了有目共睹的成功，为人类带来了预防致命疾病、健康生存并繁衍生息的希望。金奇依据大量证据确凿的科学研究结果，剖析了引起人们恐慌的有关疫苗的各种谣言，告知读者安全、有效的疫苗如同精准的手术刀，可以定向清除有害微生物而不破坏益生菌，从而避免抗生素耐药性带来的恶果，确保我们成功对抗源源不断的变异新病毒。该书史料翔实、数据可信，通过精彩纷呈、引人入胜的逸闻趣事，为读者提供了发人深省且兼具科普性的权威解读，为人们全面认识人体免疫和疫苗的利弊指点迷津，并让我们永远铭记曾经发生过的人间惨剧。

人类免疫的鉴古知今

我们知道，人类绝非宇宙的主宰，人体和大量的微生物亦敌亦友、和谐相处。随着对这些微小病原体的理解日趋加深，我们愈加赞叹其复杂程度及其对人类的意义。大部分与我们常年共生的细菌和病毒都是人类的盟友，为人体提供基本服务。但人体免疫系统异常复杂，许多人不断努力只能略知皮毛。作为全球免疫学界的知名人士，金奇不仅在自己的专业领域成就斐然，而且一直见证并积极投身于科学、公众健康和反疫苗活动的政策研究。该书是一部关于疫苗的传奇式传记，作者忠实记录了有关疫苗科学的发展历史，对人类抵御致病微生物的不懈努力和具体实践进行了精辟的阐述，为读者再现了医学史上这一伟大成就的发展过程。全书的主要内容包括：从罗马到新大陆的天花肆虐，从人痘到牛痘接种的彻底根除，人体免疫系统演化的重重戒备，亦敌亦友的细菌共生者，病毒是不断升级的强大敌人，体液中的"神奇子弹"——抗体，抵御炭疽、霍乱、狂犬病和鼠疫的疫苗问世，百日咳疫苗的荣耀与灾难，源于MMR疫苗的骗局和致命恐慌，面对卷土重来的宿敌和抗生素耐药性的冲击与机遇。金奇不仅讲述了早期科学家所做出的贡献，而且对关于噬菌体的发现和使用的精彩描述亦令人着迷，他还提醒人们，随着抗生素耐药性问题的日益彰显，噬菌体可能再次变得重要。该书中记述的故事正是那些可以用疫苗预防的传染病，以及自命不凡且大权在握的精英群体导致的全球性决策失误。顾名思义，该书中反复出现的主题呈现出鲜明的对比，即疗效确切能挽救生命的疫苗层出不穷和少数精英看似不可避免又毫无理性的反对。金奇结合人类对科学发现的理解和多年来人们对疾病不断变化的看法，向读者展现了来自传染病的挑战，并讲述了在人类抗击传染病中接种疫苗大获成功的案例。不可否认，疫苗的出现提升了全人类的生命质量和数量。该书中不仅有丰富的免疫系统与病原体殊死搏斗的医学知识，还揭露出疫苗接种与反疫苗运动背后的人性缠斗，是一本有趣有料的常识读本，它将带领读者穿越恐惧的迷雾，推开现代医学的希望之门。

疫苗引起的致命恐慌

金奇指出，要想正确地理解疫苗产生的影响，就应该先回顾一下疫苗发明之前传染病对人类造成的毁灭性打击。人类与传染病博弈的起源，可以追溯到古埃及。作者从天花开始，通过牛痘与天花背后的详尽科学故事，以翔实的史料向读者介绍了人类与多种传染病博弈的历程。金奇认为，18 世纪发现的疫苗犹如一块基石，为两个世纪后人类从地球上彻底根除天花奠定了坚实的基础。回眸历史，尽管 MMR 疫苗已经累计拯救了逾亿人宝贵的生命，但与之相关的无稽之谈依旧成为全球最大的医学谎言，即接种 MMR 疫苗会引发孤独症，从而导致人们有意识地避免或者延缓预防儿童和成人疾病的疫苗接种。这种恐惧源于英国医生安德鲁·韦克菲尔德的有意欺骗，他的研究记录中充斥着不准确的研究方法和容易出错的数据分析，加之受贿以后基于利益冲突的言过其实，明显强化了担心者的脆弱心理。平心而论，反对接种疫苗的运动并非故意作恶的结果，而是源于对孤独症有关疾病的恐惧心理。金奇坦言：恐惧源于不了解，对一知半解疾病的恐惧让我们的后代容易遭到那些众所周知、完全可以预防的疾病的侵袭。不同于当今世界上大部分的健康危机，这种疫苗引发的致命恐慌最有可能去折磨社会上富有教养的精英群体。拒绝接种疫苗导致的病灾并非单一疾病，它显现得像是不断被遗忘的记忆重演：从远古时代起就威胁人类的生存、让人心生恐惧而战栗不已的瘟疫大批量地卷土重来，突袭了自以为早已做好防护而毫不知情的人们。尽管这一阴谋论无数次被科学界证明子虚乌有，《柳叶刀》也早已撤下了其论文，政府吊销了韦克菲尔德的行医执照，但这场恶疾所造成的影响远未被消除，相关的流言蜚语仍在英美等发达国家广为流传。究其缘由，无疑是社会精英的头脑禁锢于一种错误的信念，即自认为对真理有深刻的见解。他们刻意将自身暴露于九死一生的伤害和死亡威胁中，拒绝接受疫苗接种的决定会无意中触发一种抵制情绪，危害自己、家人、社会乃至整个国家。毋庸讳言，这股反疫苗的潮流，不仅会影响一个孩子及其家庭，而且会将整个西方现代社会推向群体免疫失效的边缘。

希望与恐惧如影随形

在科学技术迅速发展的 21 世纪，在新型冠状病毒肺炎疫情肆虐全球近三载的当下，我们必须承认传染病始终是人类历史上最厉害的杀手之一。过去 10 年中，传染病的发病率急剧上升，原因之一是人们开始质疑疫苗的效用和接种的必要性。这种对疫苗接种的忽视或抵制情绪之中所埋藏的恐惧，常常与新疫苗带来的希望相抗衡，危及公共安全。不幸的是，科学界在很大程度上不愿意直面这些喧嚣的反对言论，尤其是那些能够据理力争地反驳"疫苗有害"谣言的学术巨擘们，不愿意投身行之有效的科普宣教，导致类似的传染病大暴发已被哈佛大学和耶鲁大学等许多学术机构记录在案。金奇撰写该书的目的就是带领读者回顾人类依靠科学、技术与疾病抗争的辉煌历史，告诉读者人类是如何借助科学手段消灭了许多广为人知的致命疫病的。他还想提醒人们：用疫苗预防疾病的胜利并非一劳永逸，这些疾病可能会卷土重来，杀死或伤害更多的同胞。金奇还强调了疫苗领域现在以及将来会面临的挑战，包括新旧病毒的威胁、源于对抗生素耐药所致的感染，以及其他新出现或者再现的致命病原体。除了讲述致命病原体的历史以及它们对人类历史进程的影响之外，金奇还追溯了人们对疫苗产生敌意的漫长历史。他指出，其实我们身边始终不乏反疫苗人士，他们甚至在世界上首支疫苗问世以前就已存在。我们经常性地忽视了反疫苗运动的边缘人士，因为他们并没有直接经历过脊髓灰质炎、麻疹等疾病造成的破坏。然而，反对接种疫苗对人类所导致的伤害显而易见，这些致命伤害所引起的相关疾病发病率的不断攀升就是最好的佐证。尽管有识之士付出了艰辛努力，广泛宣传接种疫苗的益处，但有些人对于比传染病更可怕的孤独症仍心怀恐惧，科学进步带来的希望曾一度难以与之匹敌。这些较为负面的感觉曾风光一时，现在却给社会带来了切实的危害。鉴古知今，回顾疫苗反对者和兜售恐惧情绪者的历史，有助于我们传播科学的知识，从而激发普通大众真正认识到疫苗给现代社会带来的超凡益处和无限希望。

别有用心地发明疾病　居心叵测地颠覆医疗

——《疾病发明者》

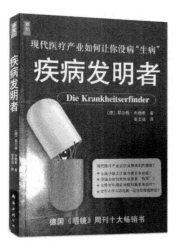

人可以尽情享受生命，并需要在各种风险之间找到平衡。在此期间所产生的不正常，如果硬要当作不健康，总有值得商榷之处。如今网络上的海量信息增加了患者的知识，很多人对健康的思考方式不正常，是源于媒体不断对我们的健康发出危险信号。德国科学记者耶尔格·布勒希（Jorg Blech）在《疾病发明者》一书中，揭示出有人通过别有用心地发明和贩卖疾病来颠覆我们的认知。作者长期深耕于医疗产业，独辟蹊径地看待医学，采用不同的思维模式来批判医学，令人"脑洞"大开。他认为在医学快速企业化、商品化及世俗化的时代，医疗健康领域中部分以牟利为目的的行为丧失了医者的初衷，歪曲了医学的真义。他们把正常的生命过程扭曲成为医学问题，把生命"医疗化"了。如今生命医疗化的过程进展如何，究竟会对我们的社会、医疗体系以及每个人产生何等重大的影响，鲜有人提及。布勒希通过翔实的史料和大量的研究结果剖析了各种别有用心贩卖健康的规则，指出发明疾病的严重后果是让人们误以为健康是可以出售的商品。生命中的过程和困难，如出生、老去，以及挫折、倦怠、寂寞等将会被医疗化得越来越严重。医学不但解决不了这些问题，反而会毁掉人们正视疼痛、疾病甚至死亡的能力。由于医学日新月异的发展，这本问世近 20 年始终畅销不衰之书也难免存在白璧微瑕，但这本足以颠覆人们对医学认知的佳作毕竟瑕不掩瑜，值得有识之士带着评判的眼光去汲取书中的精华。

贩卖疾病的各种伎俩

伏尔泰曾言：医术的高明之处，在于能不断玩弄病患，直到病痛自然痊愈为止。如今的情况则恰恰相反：现代医学告诉大家，大自然不断带给人类新的疾病，只有医生才治得好。然而，诊断和疾病不是自然法则，它们的基础是由利益双方达成的协议。英国医生希登汉认为，疾病像动植物一样，等着被发现和命名。换言之，无论有没有人观察到，疾病本就存在于自然中，等候医生去发掘。然而事实并非如此，许多疾病常常是人为编造出来的；某些疾病是由自称专家的人发明的，他们的行为正在吞噬自己的良知。《英国医学杂志》的报道一针见血地指出：要找出新疾病和新疗法很容易，生命中许多正常的过程，如生老病死和不快乐，都可以拿来医疗化。相对于每产生一种新药就出现一种新病，贩卖疾病也已成为大势所趋。在贩卖疾病者的眼中，所谓健康人，是还没有接受检查或没有经过彻底检查的人。

尽管时代的进步改变了健康和生病的界限，但医学还是应该顺应自然，如将停经定义为疾病，过度使用合成激素，都是违反自然的医疗措施。布勒希言简意赅地归纳出贩卖疾病的 5 种伎俩：把生命正常过程当作医疗问题，把个人及社交问题看作不健康，把致病风险当成疾病，把罕见症状当作流行病，把轻微症状当成重病前兆。如今所吹嘘的新的疾病威胁或传奇疗法，很多建立在所谓的现代医学进步上，其中最"成功"的当属精神医学领域，美国精神疾病的种类在近半个世纪已经从 26 种增加到 395 种。其实人体的不适和讨厌的感觉都可能是创造力、奇迹和进步的萌芽，若继续试图借用精神药物创造程序化、永远正常运转的人类，将有剥夺人类各种发展之危险。

别有用心地发明疾病

我们知道，人出生后的第 17 天血管就已经开始硬化。所以，在生命过程中人体逐步丧失健康是必经之路。赫胥黎曾指出：医学已进步到不再有人健康了。先哲认为，追求获利是发明疾病的动力。医疗产业为了维持早年的飞跃发展，必须加快用医药摧残健康之人。他们持续鼓吹一种让健康人永远消失的医疗艺术，生命的自然变化和正常的行为方式被有系统地扭曲成病态。制药公司出资赞助各种疾病的发明，逐步扩大药品的适用范围，为自家产品开拓新市场。在西方国家诊断疾病的行为已经膨胀到怪诞的地步，在现代人身上找出的传染病、综合征、失调症大约有 4 万种。在贩卖疾病的当下，医学界似乎真存在"有病就有药，有药才有病"的现象。如今许多药品与实验都已经超出医疗的需求，完全没有考虑患者的需要。药品广告很少涉及重症，目标通常锁定在介于生病与健康之间的灰色地带。疾病发明者口中的坏消息，正是媒体的好消息，医药记者谋生的工具是挑起民众的疾病妄想和不断发出疾病警告。网络是制药企业更积极接触患者的理想媒介，媒体已经变成制药行业最重要的工具。卫生教育信息实际上已经被疾病发明者全面垄断并充分利用，德国媒体上的医药专题文章中七到八成为公关的杰作。

疾病成为工业化产品实属相当不幸，诊断疾病原来是医生的职责，但现在却让药商与利益集团逐渐介入，合力扭曲正常生命，创造模糊的医学问题，从而通过发明疾病让生命"医疗化"。若有药物针对某一特征发展出来，该特征就有可能被视为疾病，或被当成需要治疗和改变的东西。有些药物的临床疗效甚微，由于广告的大肆宣传，通过造成许多人恐慌来促销药品。布勒希认为我们一直忽略疾病发明者的原因有二：第一，药厂和医生不厌其烦地宣称，是人们自己前来求诊的。这是拙劣的借口，因为追求健康固然是人类与生俱来的本能，但却被利益集团不断扩大，成为他们达成自私目的之工具。第二，利益集团总是在暗处活动，外界一直无法全面了解他们。布勒希通过对艰涩难懂的事实和研究资料进行仔细梳理来探究真相，该书中阐述的观点都源于专业期刊中医生自己的看法，布勒希通过整理发明疾病的种种伎俩，以引人入胜的方式写成有助于读者通盘了解真相的书，从而揭露其真面目。

乱世之中的济世良方

布勒希指出，医学是科学及艺术，有多元的融合观念与宏观广阔的视野，才适合为人类解决健康问题。医学入侵私人和社会生活领域，在西方国家变得前所未有的强大。医学的胜利导致三个荒谬的后果：医疗保险体系支出不断暴涨，健康却没有相应增值；医生们的幻想破灭，后悔行医的人数急剧升高；人们没有过得更好，觉得自己生病的人反而逐渐增加。在真实存在于感知的世界里，较少接触医药的人反而活得更好。药厂之间的竞争是商业行为，但医生应该秉持科学和公正。确实有些医学专家为帮助制药公司获利，随时准备出卖自己的专业鉴定能力。但作为学者，个人的专业素养不应该成为为虎作伥的帮凶，应与包装式的医疗划清界限，不能成为拿人钱财看人脸色的"穿白袍的黑心人"。布勒希坦言：我绝不是反对制药产业，也不是想反对现代医学。我会去打流感疫苗，也会去做防癌筛查，因为我还想健康地活着享受人生。医学是良心事业，尽心竭力解决患者的健康问题，是医务工作者责无旁贷的天职。要尽力防范借用专业能力创造疾病、滋生混淆、产生商机的行为，避免成为别人获利的工具，从而在高度商业化的现代文明中恪守初心，不迷失自己。

布勒希认为，医学已经发展到让人难以知道自己是否健康的地步，而战胜贩卖疾病者的良方就是沉着冷静、兼听则明。社会和医学之间的契约需要新的基础，应通过每位医生的贡献，再造良好的医患互信。有鉴于此，一大批医学界的有识之士正在反抗制药企业及其利益同盟者所推动的生命医疗化。这群具有批判意识的医学人士痛恨把医疗场所神不知鬼不觉地变成贩卖疾病的场所，已经形成的良策包括：设立独立的公益监督组织，以监督和控制故意施加于普通民众的医疗化；设立行业专项基金进行精确的临床研究，避免药厂以只言片语或论证薄弱的研究结果误导大众；要求医生常规接受非制药企业策划的继续教育；将制药企业与医生之间的所有财务关系公开，使之透明化；好的医学知其进退，能戒慎恐惧，不让每个生命领域和生命阶段成为医学介入的对象。医生要做的其实非常简单，只需牢记一条医学美德：别打扰健康的人。掩卷遐思，针对现状，该书的确让医生有机会进行深刻的反思。另外，如果我们要想避免成为利益的牺牲品，还是要靠知识来武装自己。

瘟疫周期的条分缕析　人与传染病循环博弈

——《瘟疫周期：人口、经济与传染病的博弈循环》

2020 年初席卷全球的新型冠状病毒肺炎疫情中，有关疫情的信息汗牛充栋，尤其是在信息无序化、碎片化的当下，更有必要清醒且理智地认识瘟疫周期。有鉴于此，查尔斯·肯尼（Charles Kenny）的《瘟疫周期：人口、经济与传染病的博弈循环》一书的出版为我们了解瘟疫的相关知识提供了相关解读。肯尼是美国全球发展中心的作家兼研究员，曾致力于全球卫生政策改革，作为经济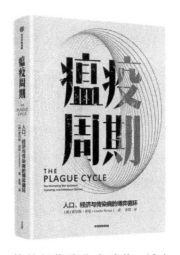学家在世界银行工作了 15 年，足迹遍及全球。他的新作聚焦全球化、城市化、人口与传染病之间的关系，以及瘟疫周期对经济周期的影响。他指出，几千年来，城市人口和经济规模一直受到传染病的很大制约。在大部分时间里，人类对待瘟疫的普遍做法是隔离和封锁，除此之外几乎无能为力。因此，瘟疫周期给人类带来了一波又一波的冲击，并且影响了文明兴衰的周期和节奏。但过去 200 年中，史无前例的卫生和医疗革命，在一定程度上让人类摆脱了瘟疫周期的制约，带来了一个城市化、全球化和拥有巨额财富的世界。世界人口膨胀和全球贸易等因素让全世界日趋紧密地无缝连接，但便捷的交通和高度的城市化也让人类在面对新的瘟疫时，比以往任何时候都更加不堪一击，新型冠状病毒肺炎疫情的暴发就是最好的例证。因此，加快研制和接种疫苗、加强全球合作等变得刻不容缓。该书的内容横跨历史、经济和公共卫生领域，涉及的主要问题包括：瘟疫周期如何影响经济周期？全球化、城市化、人口与传染病之间的关系如何？我们如何把握瘟疫周期的规律以赢得未来？在全球后疫情时代，面对周而复始的传染病循环，肯尼的研究不仅旁征博引，而且史料翔实，书中的注释和参考文献就占据全书 1/5 的篇幅。该书出版后好评如潮，获得了业内的一致推荐。肯尼提醒我们，无论是回顾历史还是展望未来，循环往复的"瘟疫周期"都不会停止，人类如何破解和应对传染病仍是全球迫在眉睫的问题。

瘟疫周期的条分缕析

该书共包括 12 章，从文明与传染病的兴起开始追述，到瘟疫盛行，再到疫苗研究，最后到放缓瘟疫周期，让人仿佛目睹了世纪的演变。作为全球知名的卫生和经济领域专家，肯尼并非简单地为迎合热点而写作，该书是他长期精心研究成果的集萃，为疾病对人类行为和社会的深远影响提供了宏观的视角，让我们看到全球瘟疫的历史背景和全貌。肯尼指出，瘟疫不仅是当下全人类关注的焦点问题，而且是上下五千年的重要话题。开辟鸿蒙之后的人类就一直在应对不断扩大的传染病难题，如果说文明造就了疫病的大风暴，那么也可以说疫病限制了城市化的规模。历史上的大部分时间，人类应对传染病唯一有效的方式就是敬而远之，这也让疫病加在人类头上的紧箍咒挥之不去。在全球疫情不断升级的后疫情时代，肯尼提出"瘟疫周期"的概念，以及对瘟疫与经济之间关系的研究，不仅意义重大，而且恰逢其时。他认为，瘟疫周期在古代和现代表现出两种不同的博弈关系。在古代，瘟疫和人类之间的博弈主要表现为瘟疫和人口、经济之间的关系，瘟疫会对一个国家或地区的人口造成很大影响，这个影响可能是致命的，甚至会导致某一地区大部分乃至全部人口的消亡。瘟疫比战争和饥荒对人口造成的影响都要大，这与马尔萨斯的人口论相似，人口和城市的规模一直受到传染病的极大制约。但在当代之前，人口规模从未超出地球环境的承载能力。现如今，瘟疫和人类之间的博弈主要表现为瘟疫和医疗水平、经济之间的关系，伴随着医疗卫生革命的发生，瘟疫基本不会造成大规模的人口消亡，但瘟疫对现代社会经济的冲击很大，可以断定的是，瘟疫还会继续发生。对以上观点更简单直观的总结就是，古代瘟疫周期：人口密集→经济发展→瘟疫暴发→人口下降→经济衰退→瘟疫消失→人口增加→经济发展→瘟疫暴发。现代瘟疫周期：卫生革命→瘟疫暴发→经济衰退→疫苗对抗→瘟疫消失→经济复苏→瘟疫暴发→经济衰退→疫苗对抗。展望未来，医疗、经济与瘟疫之间的不断博弈，势必会造成新的循环往复的"瘟疫周期"。

人与传染病循环博弈

肯尼在这本包罗万象但又言简意赅且可读性强的书中，探究了人类与疟疾、天花、霍乱和冠状病毒等之间旷日持久的殊死搏斗。回眸历史我们知道，在狩猎与采集时代，由于地广人稀，传染病很难成为死亡的元凶。肯尼认为，当人类和动物相聚，流感就会由动物传染给人类，而其他微生物也会借助近便之利传播。在人类文明存续的大部分时间里，瘟疫夺走的生命远远超过饥荒和战争夺走的生命总和。文明的兴盛和传播，以及不同文明之间日益增长的贸易往来，都让传染病的影响范围前所未有的大，瘟疫曾两次导致欧亚大陆的大部分地区一蹶不振。如果说流行病的暴发是借着全球化的车轮才成为可能，那么全球化也同样因为流行病而束手束脚，步履蹒跚。过去两个世纪，全世界在对抗传染病方面的共同努力，包括勤洗手、建设与改造下水道系统、使用青霉素、免疫接种和使用蚊帐等，让数十亿人免于过早死亡，也让数十亿人免受发育迟缓、疼痛、瘫痪、失明或一辈子都要忍受反复发烧的痛苦。世界人口的平均寿命已经从 1870 年的不足 30 岁，提高到今天的逾 70 岁。尤其值得引以为傲的是，全世界死于非传染性疾病的人数已经超过了患传染性疾病者。卫生和医疗革命使感染风险降低，让城市化和全球化的发展一日千里，世界上的人和牲畜的数量从未有如此之巨，商业从未如此全球化，越来越多的人生活在全球互联的各个城市中。然而，正是这些进步为新传染病的暴发创造了完美的环境，并对其暴发造成灾难性的社会和经济影响提供了绝佳的条件。在联系越来越紧密的世界上，各种新的传染病相继出现并传播开来，新型冠状病毒肺炎不过是目前最新的一种。在现在这种全新的冠状病毒之前，我们记忆犹新的还有旧的冠状病毒、人类免疫缺陷病毒、埃博拉病毒和禽流感病毒。除了传染病的大流行，如今令人不安且日趋紧迫的重要问题还包括滥用抗生素、开发生化武器、反疫苗运动等。尽管如此，肯尼提醒我们：能令人类反目成仇或团结一心的，唯有传染病。

鉴古知今的应对之策

回溯历史可知，很多传染病往往会遵循周期模式：流感季每年会在南北两个半球之间来回移动，十分有规律。麻疹等流行病每隔几年或者几十年就会重来一遍。如今人类正在经历一个更长周期的新阶段。这个周期中的第一次转变由农业兴起导致，让我们面对的疾病威胁比以前更大；随后，包括卫生设施、疫苗和抗生素在内的干预措施带来了第二次转变，降低了疾病的风险；而现在我们正在经历第三次流行病学转变的阵痛，不但会目睹昔日的传染病死灰复燃，而且会看到一系列全新的疾病横空出世，使人类再度面临更大的传染风险。当人类再次被新的疾病威胁摧残得四分五裂时，我们需要付出巨大的心理、社会和经济代价。而归根结底，这是新出现的疾病在全球化作用下在全世界传播的结果。尽管我们正在夷平"瘟疫周期"，但传染性疾病还是有可能因我们过于粗疏或有太多误判而反戈一击，重新成为死神最称手的武器。历史告诉我们，这种逆转对未来世纪的影响，会比其他几乎所有能想到的事件都大。而就算这样的全面威胁没能成为现实，我们也可能会因为应对不力，而让新型冠状病毒肺炎这样的疾病扼住全球进步的咽喉。不可否认，我们面对疾病时最根深蒂固的习惯性反应，是文明化和全球化之后人类面临的重大问题之一。在这个城市化进程不断加快的时代，全球疫病池已被搅得浑然一体，只有卫生措施和医疗革命才能逼退传染病，因此更需要全球勠力同心地精诚合作。尽管历史和眼下的证据都表明，隔离和保持社交距离可以有效减缓传染病的传播速度，但从长期来看，这会影响我们的生活质量。新型冠状病毒肺炎的隔离措施无论多有必要，都还是悲剧性地证明，在当今世界为应对疫病而采取的措施耗资巨大。从抗击新型冠状病毒肺炎疫情的战斗中，我们汲取的重要教训是：人类战胜传染病之途依旧道阻且长，而且永远不会有毕其功于一役之可能。面对传染病的全球大流行，尤其需要加强全世界的通力合作。肯尼提醒人们，面对传染病，下一次我们必须做得更好，因为肯定会有下一次。如果我们有备无患，人类未来对传染病新威胁的响应也必将迅速而有效。这也足以让我们相信，21 世纪的人类在抗击传染病的斗争中处于明显更加有利的地位，以往成功的经验更有助于我们战胜新型冠状病毒以及有可能到来的其他传染病。

病毒流行的前世今生　面向未来的防疫之策
——《病毒、大流行及免疫力：探寻新冠后时代我们如何战胜传染病》

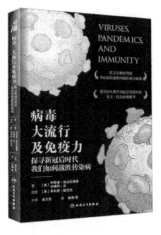

在全人类抗击新型冠状病毒肺炎疫情的拉锯战中，美国麻省理工学院医学工程与科学研究所创始主任阿勒普·查克拉博蒂（Arup Chakraborty）和免疫学家安德烈·肖（Andrey Shaw）共同撰写的《病毒、大流行及免疫力：探寻新冠后时代我们如何战胜传染病》问世，该书的出版有助于我们深刻认识并携手战胜这场世纪瘟疫。回眸历史可知，瘟疫和传染病一直与我们如影随形，人类始终在与流行病进行殊死搏斗。随着医学科技的进步和人民群众健康水平的提高，在技术之上的理念加持下，很多人似乎已经遗忘瘟疫流行曾带给人类的深重灾难。时至今日，迅速蔓延并持续存在的新型冠状病毒肺炎疫情给全球带来了巨大的生命灾难和经济损失，残酷的现实提醒人们：传染病大流行依旧是人类生存面临的重要威胁之一。该书针对当下蔓延全球的新型冠状病毒肺炎疫

及控制传播策略的相对效率，有助于创建可靠的流行病学模型。将流行病学和经济学数据与模型相结合，以评估应对策略的优缺点，并提出能够平衡公共卫生与经济需求之间最佳的公共卫生措施。第三，疫苗。将生命科学、物理学、工程学和医学相关知识相结合，可以合理设计出针对高度突变病毒的疫苗，由此能够迅速确定疫苗诱导的免疫反应所击中的病毒靶点，以消除病毒的突变能力。该疫苗可以预防易突变的不同病毒，有助于制造一些通用疫苗。第四，抗病毒治疗。治愈疾病的疗法将彻底扭转局面。利用人工智能、生物工程和基础生物学的巨大优势，可以针对新的大流行病毒最易受攻击的复制过程，迅速开发特定的抗病毒疗法。第五，生产制造。生产和配置数十亿剂量的疫苗或药物通常需要几个月的时间，这是一个巨大的挑战。我们需要先进的生产方法和与之相应的规章制度，以便在临床试验成功后尽快开始疫苗和药物的大规模生产。第六，更安全的居住空间、工作场所和医院。人际传播是决定传染病流行的重要因素，需要对传播方式和机制及其与宿主生理和环境的联系有基本的认识，才能为居住空间、工作场所和医院环境的设计与改造提供信息，以最大限度地减少传播。作者指出，有了正确的投入和科学的进步，我们在未来将拥有相应的知识和工具来保护人类家园免受侵害。正如张文宏所言：尽管消灭传染病遥遥无期，但只要我们勠力同心，人类最终仍可赢得这场与新冠病毒的持久战。

颠覆认知的病毒世界　亦敌亦友的人生伴侣
——《病毒：是敌人，更是朋友》

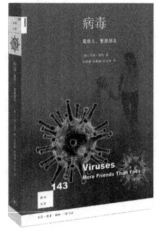

　　说到病毒，很多人"谈虎色变"，避之不及，认为病毒往往会给人类带来灾难，却对它为人类带来的好处认识不足。毋庸置疑，病毒是人类生存所必需的，离开它们人类根本无法存活。德国病毒学专家卡琳·莫林（Karin Moelling）在《病毒：是敌人，更是朋友》一书中，借助大量的科学研究成果和翔实的数据，向读者展现了病毒的重要性及其对于维护世界稳定的积极贡献。病毒的贡献不仅表现为塑造地球环境、促进物种演化，还包括推动创新、组成人类的基因。莫林指出，在微生物和人类、动物和植物之间存在微妙的平衡和唇齿相依的共生关系。微生物从亘古时代就存在于地球上，堪称我们的"老祖宗"，而人类才是地球的外乡人。人类在相当晚的时候才诞生于地球上，我们还需要学习如何与病毒和谐相处。该书的内容包括：病毒是人类古老的祖先吗？生命的起源是否可以再现，病毒是否有视力，它会导致癌症吗？家中哪里的病毒最多？病毒会导致哪些惊天动地的大事发生？身为国际知名病毒学家，莫林以自己的工作经历现身说法，从独特的视角向读者展现了一个全新的、出乎意料的病毒世界，提出了独树一帜的见解：病毒是最具多样性的发明家，它们是进化的马达。毫无疑问，该书是一本颠覆人们传统认知的科普佳作，阅读之后也许会让人对曾经无比厌恶的病毒心怀感激。

公众必备的病毒常识

作为国际病毒研究的大家，莫林从事逆转录病毒和艾滋病、病毒致癌基因和癌症的研究已逾四十载，曾任瑞士苏黎世大学医学病毒学研究所所长，在《科学》《自然》等国际名刊发表多项顶尖研究成果。在这部近 500 页的巨著中，莫林指出，病毒无处不在，它们是地球上最古老和数量最多的生物体。我们平常提到病毒，往往会有"病毒是危险可怕的生物"的固有认知，觉得它们具有破坏性和威胁性，仿佛十恶不赦。然而事实却是，多数的病毒和其他微生物对宿主无害。大多数情况下，病毒比细菌小，需要借助哺乳动物、植物或细菌等宿主细胞来进行复制。病毒在某种程度上成就了人类，形成了我们的生活环境，促进了万物的生长和发展。我们每个人的基因里甚至都有病毒，但我们几乎从未关注过它们的正面意义，对它们的积极贡献了解不多。莫林相信绝大多数病毒导致的疾病其实是人为因素引起的，是由贫困、卫生条件差、人口流动或不良习惯造成的。阅读该书，读者将对组成人类家园的微观世界进行一次探索，将接触到病毒世界鲜为人知的一面。毕竟"病毒生态圈"囊括了整个地球，甚至全部宇宙。

该书中涉及的病毒知识令人惊讶：病毒已经存在逾 35 亿年，地球上的病毒为 10^{33} 个，比天上的星星还要多，后者仅有 10^{25} 个。地球上 98% 的生物质量来自病毒，每天全世界 20% 的生物质量要被病毒分解。人可以说是一个超级有机体，是一个完整的生态系统。健康的人体由 10^{13} 个细胞组成，可以说是人的"本我"。除此之外，还有 10^{14} 个细菌以及该数字十倍到百倍的病毒依附在我们身上。病毒在地球上无处不在，它与我们朝夕相处、息息相关，影响人类的健康状况、精神及情绪状态，以及所有的行为方式。

通常情况下，我们处于一个很好的平衡环境中，只有当其失去控制或遇到新的环境时，人才会生病。一个最简单的例子就是感冒，因体温的变化让一些病毒复制得更快，从而导致人患上鼻炎或感冒。莫林指出，任何人得了流感都应该居家休息，而不是在岗传播病毒；用过的纸巾应该被扔到带盖子的垃圾桶里。莫林建议，阅读该书时不必太深究学术问题，应在保持轻松愉悦的同时又感受到些许挑战，享受追踪最新科学发展的乐趣，并对未来抱有希望。

颠覆认知的病毒世界

毫无疑问，有生命的地方就有病毒，病毒是迄今最庞大的基因库，有着世界上最多的基因序列，其中绝大多数几乎从未被使用过。病毒可以对基因进行很多操作：吸收、传递、变异、重组、插入、删除和混合，它们的复制过程容易出错，这对于病毒与宿主来说都有新意。人们对病毒始终有着一些想当然的错误认识。病毒的体积并不总是很小，有的可以比许多细菌还要大，脊髓灰质炎病毒是已知最小的感染人类的病毒；病毒本身可以作为其他病毒的宿主；病毒的体积跨度很大，最大和最小者可相差 1 万倍；病毒有很多种形态，并非总是颗粒状的，有着多达十几种不同类型的基因组和千差万别的复制策略；病毒拥有的基因数量少至 0，多至 2500，一般 1 个基因约由 1000 个核苷酸组成。相比之下，人类只有 2 万个基因，仅仅比病毒多 10 倍而已；有些病毒完全没有自己的基因，所有的基因都是从外部获得。毋庸置疑，病毒是遗传信息的发明者和提供者，它们建造了人类的基因组。病毒并不会毁掉宿主，许多病毒在进化的过程中对宿主的危害越来越小。但病毒很少会彻底灭绝，因此我们必须警惕它们卷土重来。

在作者笔下，病毒绝非十恶不赦，人类反而从中获益良多。"病毒"一词来源于拉丁语，原意是植物的汁液、黏土或毒药。病毒是生命的起源，我们的基因组大约一半是病毒，或者是与病毒相关的序列、截断了的病毒，或者是与我们共存了数百万年的病毒的化石，病毒是可移动的遗传元件。

如此看来，人类才是微生物世界的入侵者。很显然，我们身上和周围环境中存在大量的微生物，包括细菌、古细菌、病毒和真菌。该书主要讲述病毒好的、令人惊讶的一面，病毒是生物进化的驱动因素并引领创新，它是生命的起源，或许它们从宇宙洪荒之时就已经存在。在整个生物的进化过程中，病毒构成了人类，调控着基因的功能。持续交战并非该生态系统的特点，病毒不会导致"战争"或"军备竞赛"，说病毒与宿主之间在"打乒乓球"似乎更合适。从本质上来说，病毒是人类的朋友而非敌人，我们是借助逐步达成平衡的共存关系来实现进化。如今病毒学研究的重点，更多地聚焦于其有益的功效上，而不再注重研究病毒如何使人患病。

亦敌亦友的人生伴侣

回眸历史可知，对人类来说最常见的死因就是传染病，每年全世界逾8000万人死于各种传染病；相比之下，每年全球死于癌症的有800多万人。由于缺乏有效的治疗手段，人们曾对由病毒导致的疾病束手无策，从而导致了病毒的声名狼藉。千百年来，脊髓灰质炎、麻疹、瘟疫和流感造成了各种灾难，破坏了城镇，让大片土地上的人口数量骤降。第一次世界大战的结局在一定程度上是由流感大暴发决定的，这场流感可能造成高达上亿人死亡。在该书中，莫林展示了科学进步的历程，挖掘出科学家日常科研活动背后的动力。莫林对自己所经历的、错过的和至今仍促使自己前行的一切充满好奇，从见证人和旁观者的角度讲述了一些亲身经历，希望它们在科学研究中具有一定的代表性和普适性。通过阅读，我们将学到许多关于生命的知识：什么是人类细胞的核心和基因；病毒是如何促进我们适应环境的；病毒是否对人类的自由意识有贡献；人类与细菌和蠕虫之间的关系，以及病毒如何取代了有性繁殖；病毒如何"发明"了所有物种的免疫系统，并且为细胞提供了抗病毒的防御机制。

回眸生命发展的历史，我们可以得出这样一个结论：人类作为后来者，闯进了一个充满微生物的世界里。在人类出现之前，微生物已经生存了超过 35 亿年。微生物的世界里没有人类依然可以井然有序，微生物会比人类活得更长久，就像它们比人类更古老一样。病毒比人类更加灵活和具有应变能力，所以它们可以熬过大灾难，不止一次地顽强存活下来。人类是病毒的"活培养箱"，人类的祖先中那些可以适应周围环境者，自然就能生存下来，并最终与病毒和平共存。人类需要微生物帮助消化日常食物，需要借助熟悉的微生物抵御陌生的致病微生物。对人类有益的病毒，其最令人吃惊的一个贡献在于人类胎盘的发育，它需要逆转录病毒的帮助。在病毒的帮助下，人类可以让胎儿在母体内发育。

掩卷遐思，这是一本"三合一"的书，包含了科学家的侦探故事、数十年科学发展的通俗解说，以及有关哲学的探讨，莫林由衷地希望人们将注意力聚焦于那些不会让人类得病的病毒。他坦言：对病毒和肿瘤的研究无疑是世界上最昂贵的兴趣爱好，尽管如此，自己对这一领域研究的挚爱终生不渝。

细菌功过的辩证之思　粪菌移植的美好前景

——《细菌：我们的生命共同体》

　　曾几何时，人们以为细菌是人类的敌人，必欲除之而后快。但现有研究表明，微生物既能导致疾病也有助于保持人体健康，这种利害兼具的二元论不仅是微生物本身就与生俱来的，也是人类对它们的认知，因此也是相关研究的核心主轴。这就如同分处天平两端的善与恶，有时单个细菌本身就兼具这两种特质。为了帮助人们正确认识细菌，德国科学记者汉诺·夏里修斯（Hanno Charisius）和里夏德·弗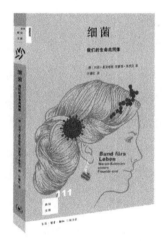里贝（Richard Friebe）撰写了《细菌：我们的生命共同体》一书，真实地记述了人类对细菌的认识转变过程。这本有关细菌的百科全书式著作分为微观人类、自我对抗的人类、消毒的疾病、微生物疗法及向商业化发展 5 个部分，共计 23 章，主要内容涉及人类超级生物体、肠道同居宿舍、动物农庄、微生物学简史、寻找失落的细菌、微生物之爱、抗生素导致的生态浩劫、不同出生方式的比较、免疫系统的学校、微生物对肥胖症和糖尿病的影响、细菌如何影响我们的心理、微生物与肿瘤的关系、生病的肠道、为个人微生物群而量身打造的医疗、拯救世界的 80 种有效微生物和肠道有限公司等。作者通过翔实的史料和大量的科学研究成果，向读者展现了微生物世界的惊奇之旅，以厘清人体内生态体系的运作机制。作者指出，细菌不仅影响了人类的消化、情绪、伴侣选择和思考能力，甚至能协助我们对抗肿瘤、过敏、肥胖症、营养失调、心血管和肠道问题等。时至今日，人们幡然醒悟，过度消毒杀菌反而会让我们面临体内的"生态浩劫"。因此，应该把体内的生态系统当作一座花园精心呵护，善待其中的益生菌，与和我们朝夕相处的数千亿个"好伙伴"和平共处，共度更加健康幸福的人生。

颠覆认知的细菌知识

该书作者指出，地球上有 10^{30} 个细菌和 10^{33} 个噬菌体，主要是 DNA 基因组。DNA 是记忆的保存者，但 DNA 可以跳跃，产生创新。在我们的生物世界中，没有什么比海洋、土壤、人类的肠道以及人体的生态系统和总生态系统中的 DNA 病毒与细菌更成功的了。病毒是进化的驱动者，是人类基因组的设计师和人体的组建者。病毒和细菌之间相互学习，交换基因并重组，它们在两个方向上共同进化。73% 的海洋和人类肠道微生物（包括病毒）与噬菌体在功能上具有相关性，其最丰富的蛋白质是逆转录酶。两个极端的进化过程令人惊叹：细菌和噬菌体进化的座右铭是"小、多、快、简单"，哺乳动物和人类的座右铭则是"大、少、慢、复杂"。在生物世界的繁衍中，难有出病毒和细菌之右者。病毒复制的速度比任何其他复制过程快 100 万倍，世界上病毒数量的硕大无朋彰显了它们的成功之路。细菌及其 DNA 噬菌体可以在 20 分钟至数小时内复制 1 次，然而植物可能需要 3500 年才能长成原来大小的 2 倍。每个人的诞生都代表着一个人和 10 亿细菌共生的开始，这是由双方共同组成的生命联盟。毫无疑问，微生物将赢得生存竞争，当人类消失时，它们仍然会存在。

该书作者认为，凡是我们深受诱惑、喜欢轻咬、摸索、舔拭或侵入的部分，一向是细菌窝在人体的最佳温床。微生物的交换不见得总是非要与性或是共同行为扯上关系：几乎所有文化的社交行为都免不了有身体接触，像是握手、拥抱、亲吻、碰鼻、共同或前后享受温泉或桑拿。其他常见的举动还包括：吃掉另一个人咬过的食物，喝下别人杯子里的饮料，或是在寒冷的冬日里相拥而眠，用手从同一个锅里抓东西吃，张嘴从公用的壶里接水喝，或是虱子从某个人的头上跳进另一个人的嘴里。研究表明，在乡村长大的人确实拥有较多样的肠道菌群，几乎是合乎理想的标准数值，曾经直接或间接和他们接触的人或许能从中获得一些好处。团队运动中大量的身体接触确实能促进微生物适度地交换，当然你也可能在公共淋浴间染上脚气；邻家猫咪经常漫步的苗床中，除了充满各种有益的微生物，很可能也潜藏了弓形虫；不安全的性行为则可能导致感染淋病甚至艾滋病。随着时代的演进，感染性疾病导致身体不适的症状并没有减缓，越多的人挤在狭小空间里时，传染病发生的频率就越高。

细菌功过的辩证之思

长期以来，人们认为细菌是人类不共戴天的敌人，是疾病的始作俑者，也是腐臭气味的源头，凡细菌所及之处，就是不干净和不好的地方。人类是社会性动物，频繁而规律的身体接触一向是生活的常态，注重卫生让我们成功避免了某些传染性疾病，但我们也从未质疑过是否理应如此。在卫生年代露出曙光之前，人们并不会刻意使用皂类产品清洁自己。直到几个世纪以前，人们才发现疾病会经由身体接触扩散传染，而微生物正是其中的罪魁祸首，人们的卫生习惯才逐渐获得改善。人们拼命地清洁与消毒，只为彻底消灭所有细菌。我们利用抗菌物质或抗生素抑制细菌，已获得前所未有的成效。抗生素在第二次世界大战期间首次被用于治疗急性感染的患者，拯救了无数人的生命，由此成为今日最常见的处方药之一。即便如此，如今的我们也没有比靠清水和肥皂维持卫生的年代更加健康。随着我们向细菌全面宣战，滥用抗生素引起的"生态浩劫"已经在体内横行肆虐，生物种类也急剧减少，"错误"的肠道菌可能在我们浑然不觉的情况下酿成大祸。层出不穷的疾病和健康问题也陆续涌现，像糖尿病、病态性肥胖、过敏、自身免疫病、慢性肠胃炎、孤独症等不约而同蔓延开来。

该书作者坦言，微生物是维系生命不可或缺的关键要素，是人类的第二基因组，但长久以来我们对其的认知却错得离谱。只因为其中潜伏了少数病原菌，我们就利用灭菌剂与抗生素对数以千计的益生菌大举扑杀。长期以来，我们毫无批判地相信科学，全盘接受了它所传授的知识，但人们的大部分知识并非基于推理和实验得来，而是经常源自权威。当知识的范围太过广阔，以至于专家一旦离开自己的专业领域便隔行如隔山的时候，对专家的迷信就会导致我们仍会基于信任而接受他们的意见。互联网是普通大众之间进行交流的有力工具，然而它也可能放大谎言，使某些与事实不符的观点看似权威可信。随着人们可以便捷地获取大量信息，那些已经形成固有认知的人很容易置身一间像是挂满镜子的房间，在这里，他们只能看到自己想要的信息，这正是互联网时代众多具有讽刺意味的现象之一。因此，无论我们积累了多少知识，总会有不为我们所知的奇迹发生。奇迹也许可以用科学来解释，但每个解决方案都会带来新的问题，并指向新的奇迹。该书作者指出，秉持愤世嫉俗的态度有益于身心健康。

粪菌移植的美好前景

该书作者指出，人类与存在我们身上和体内或是弥漫在周围环境中的微生物已经和平共处长达数百万年，肠道中的大量细菌，几乎不可能完全无害或无益，势必会或多或少对人体带来一定的影响。人们曾无凭无据地将细菌与危险画上等号，然而事实证明多数细菌对人体有益。在大部分时间里，与其说细菌是敌人，不如说它更像是人类的朋友。肠道微生物对食物的依赖使得人体得以调整体内菌群，促进有益微生物的增殖，取代有害微生物。有鉴于此，人体与共生菌组成了一个维持着微妙平衡的生态系统，当这个系统的平衡受到侵扰，人就会生病。回眸 3000 年前的中国，一种用于治疗疾病的药剂"黄龙汤"中已经混有发酵的人类粪便。早在 300 年前，生病的牛就开始接受健康牛的粪菌，这种方法被称为"转宿"。如今越来越多的临床成功案例表明：我们长期忽视肠道这个掌握人体健康、决定我们是否遭受疾病侵扰的部分，不仅因为它总是制造出令人不悦的气味，更是由于我们对其功能一无所知。

粪菌移植是一种无须动刀的移植手段。所谓"粪便捐赠"，就是靠他人肠道内健康的菌群来减轻肠道疾病患者的病情，甚至完全治愈，医学上将这种从肠道到肠道的细菌转移称为粪菌移植。该疗法的基本原理是：与患有肠道疾病的患者相比，健康人所排出的粪便或排泄物里通常居住着较为健康的菌群，如果能将健康的菌群成功移植并让其存活于患病的肠道里，患者就应该能恢复健康。现代意义上的粪菌移植从 20 世纪 50 年代开始，世界上已经有采用粪菌移植治疗艰难梭菌引起的难治性肠炎的成功报道，来自逾十个国家的多达 200 项研究成果已经得以发表。最新研究业已证实：对人体的健康而言，拥有益生菌与维持正常的饮食习惯和规律运动同等重要，人体微生物的力量，不仅有助于我们治疗肠道疾病、调节心理障碍，而且可用于肿瘤的防治。相信在不久的将来，人类将会掌握更多有关微生物的知识，开发出更多借助微生物治疗疾病的方法，而作为先导的粪菌移植技术，仅为诸多选项中的一种。

抗击病毒的精彩人生　矢志不渝的健康情怀

——《时不我待：追踪致命病毒的精彩人生》

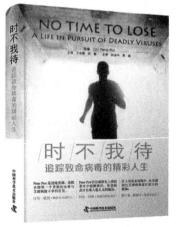

2020 年初，新型冠状病毒肺炎的流行令全世界深陷危机之中，成为百年来全球面临的最大挑战。恰逢此时，彼得·皮奥特（Peter Piot）的《时不我待：追踪致命病毒的精彩人生》一书中文版问世。皮奥特毕生致力于埃博拉病毒和人类免疫缺陷病毒等的研究，强烈的好奇心驱使他踏上荆棘密布的人生道路——追踪未知病毒。在机缘巧合之下，他成为发现埃博拉病毒和人类免疫缺陷病毒的特殊历史见证人。皮奥特是战地英雄，是联合国中首个与人类免疫缺陷病毒做斗争的官员。1995～2008 年他曾担任联合国艾滋病规划署主任，作为全球抗击艾滋病的主帅，为艾滋病的学术研究以及解决相关的社会问题贡献巨大。该书并非完全是作者的自传，而是抗击病毒的科学家九死一生的冒险故事。作者通过论述人生之旅中诸多精彩的片段，向读者展现了在科学家、政治家和社会各界的共同努力下，抗击艾滋病之战所取得的丰硕成果：使全球 6000 多万人类免疫缺陷病毒感染者的境遇得以明显改善，让更多人认识到科学的无限潜力。总结成功的经验，我们最大的贡献就是在疫情面前没有逃离、躲避及分离，而是通过更广泛的国际合作以战胜疫情。皮奥特提醒我们，尽管新型冠状病毒肺炎很特殊，但我们依然能从抗击埃博拉病毒和人类免疫缺陷病毒中总结出的经验教训中获益，在面对全球人道主义挑战时，携手同心、共担责任尤为重要。该书获得联合国前秘书长安南、微软公司创始人比尔·盖茨等的鼎力推荐。高福院士不仅承担了该书中文版的主审，还与皮奥特联袂作序。他们的肺腑之言是：我们必须在防御方面投入更多，包括加强对公共卫生系统的投入，强化监测和应对能力，严格控制感染，以防止卫生保健机构内的传播；同时加大科研力度，特别是加大疫苗和诊治方面的研发。现在全球必须和衷共济地采取行动来终结此次危机，并为下一次可能的危机的到来做好准备。

追踪病毒的精彩人生

皮奥特以幽默的笔触撰写了一部鼓舞人心且生逢其时的回忆录，具有极强的可读性，许多惊心动魄的感人事迹令人泪目。面对汹涌而来的流行病，作者与致命病毒赛跑，殚精竭虑地努力扭转局势。他的精彩故事引人入胜，他的决心、努力和成就令人鼓舞。这是奋战在抗疫一线的科学家与埃博拉病毒和人类免疫缺陷病毒做斗争的第一手资料，记述了作者对抗致命疾病、在国际舞台上不断斡旋、最终取得辉煌成就的奋斗经历。在这本共 22 章精彩纷呈的书中，作者重点叙述了毕生进行的与埃博拉病毒和人类免疫缺陷病毒相关的研究经历及其人生中记忆深刻的雪泥鸿爪，以及成为联合国官员后为抗击人类免疫缺陷病毒付出的不懈努力。通过优美的笔触记述了自己无数次九死一生的经历和百折不挠的意志，使得他与病毒进行殊死搏斗的精彩人生跃然纸上。1976 年，他在扎伊尔［现刚果（金）］进行研究时，率先发现了埃博拉病毒，因此被誉为"埃博拉之父"。该书也是人类免疫缺陷病毒的疾病编年史，叙述了在社会各界的共同努力下，人类免疫缺陷病毒的面貌所发生的巨大变化。回眸人生，皮奥特的角色极为多变：他是疫情侦查员，冒着生命危险调查非洲中心地带的流行病；他是科学家，研究细菌的耐药性和人类免疫缺陷病毒的遗传多样性，在《柳叶刀》《新英格兰医学杂志》等国际名刊均有论文发表；他是"绝望"的临床医生，在没有特效药的情况下以慈悲之心呵护患者；他是公共卫生事业者，构思疾病的预防和治疗方案，引导人们将科学发现转化为相关政策并协调合作；他是联合国官员，领导数十个国家和地区参与了多边组织与联合国改革；他是耐心的外交家，协助促成有益健康的政治决议和降低抗逆转录病毒药物的价格；他是顽强的社会活动家，仗义执言地触碰世界强国并将人类免疫缺陷病毒向对其浑然不知的地区进行普及；毫无疑问，他有时也是壮志未酬的官僚斗士。仔细阅读该书就会发现，前面所提到的各种身份在书中均有体现，并往往与其他众多身份交织在一起。在与病毒博弈的人生中，皮奥特遇到了极度热情和富有同情心的人们，他们尝试挽救生命，争取正义，寻求科学的解决方案。更重要的是，皮奥特认识到疾病的灾难能够激发整个人类的善与恶，这就是该书最关注的不仅是病毒而是人类、机构和运动的缘由。

抗击疫情的时不我待

皮奥特坦言：回眸历史，人类从未遇到过比人类免疫缺陷病毒流行更大的危险，对这些问题的关注不能因为看似更紧迫的问题而分散或转移。如果不能投入所有的精力和资源去对抗人类免疫缺陷病毒，那么未来我们肯定会受到严厉的批判。回首人生，皮奥特总结出人类抗击传染病来之不易的经验包括：第一，不能浪费任何时间，越早采取行动，产生影响的可能就越大，也就越可以防止大范围的死亡和悲剧。第二，必须利用各种科学工具来为决策提供信息，并大力资助研发工作。努力的核心是新技术与工具的可及和廉价，疫苗是对抗传染病大流行唯一正确的解决策略。只有人们对政府和科学有信心，有效的对策才能发挥作用，对接种疫苗的犹豫不决是对全球健康的重大挑战。第三，不断强调各级政策领袖的重要性。

抗击传染病大流行需要得到国家最高领导层的支持，这一点尤为重要，因为必须将整个经济体的公共卫生需求和切实的生存，以及人民的生计结合起来做出艰难的权衡，而这种抉择是没有模式可循的。第四，在预防和应对疫情方面，多部门的协作和信息透明至关重要。第五，在世界一体化的今天，不能仅一个国家单打独斗地抗击疫情，全球团结至关重要。毫无疑问，新型冠状病毒肺炎疫情已经是我们当前乃至今后一段时间面临的最大挑战，只有全球的疫情都结束了，人类才能取得此次疫情彻底的胜利。第六，全球互联网时代所提供的各种便利，为信息流行病的发展提供了"难得的机遇"，正确的信息与谣言鱼龙混杂，让公众难辨真伪，已严重影响了对新型冠状病毒肺炎的精准防控。毁誉科学家、攻击政府和各种组织成了我们必须清醒对待的社会问题。展望未来，新的流行病无疑将层出不穷，早期预警和及早行动的最低要求，就是不断投资、完善实验室的基础设施和监测体系，同时培训世界各地的相关科学家。不仅如此，还需要在非常不确定新病毒的潜在传播能力时，做出艰难的社会决定。总之，学习经验和汲取教训，是该书中文版推出的初衷。只有加强团结，唯有通力合作，才能最终战胜新型冠状病毒肺炎疫情这样的大流行病。

矢志不渝的健康情怀

在这部充满真挚情感的回忆录中，年逾花甲的皮奥特回溯了他自在中非调查首次暴发埃博拉疫情开始，到担任联合国艾滋病规划署创始主任的心路历程。从发现埃博拉病毒到抗击人类免疫缺陷病毒，他一直勇立全球抗击传染病的最前线。他坦言，公共卫生问题绝非单纯的医疗问题，而是由社会、政治、文化和经济等因素所共同决定的。非洲埃博拉疫情是他的启蒙老师，启发他冒着生命危险进行科学探索，引领他进入现代全球健康领域；艾滋病疫情迫使他面临极端复杂的健康和疾病问题，督促他学习大小政治事务的残酷现实。作为来自比利时的联合国高级官员，他从事的是一份孤独的事业，几乎没有任何可以倾诉的对象，似乎他所做的一切就是参加会议，每天做三次演讲，睡在飞机上。他的爱好就是说服人们采取对付艾滋病的行动，并就如何在全球推动艾滋病防控议程制定战略。他提醒我们，要始终牢记社会决定因素和生活方式对呵护健康的重要作用，政策的制定并不总是纯粹地受到指标和证据的驱使，脱离了政治力量支持的科学证据难以左右人们的生活，与科学证据相悖的政策则可能对人类造成伤害。皮奥特是一位正直、纯良的科学家，同时是永不言弃的临床医生和充满激情的官僚斗士。正是他的不懈努力，使得《关于艾滋病毒/艾滋病问题的承诺宣言》成为全球行动的准则；促使世界卫生组织将抗逆转录病毒药物纳入基本药物目录，导致治疗费用从每年每人 1.4 万美元降到 100 美元以下；他对艺术的不朽贡献是让全世界都熟知红丝带这一艾滋病国际符号。他对中国情有独钟，多次访问我国，并受邀在中央党校发表主旨演讲。回首来路，他没有丢弃研究员的科学方法，并努力补充外交、管理和政治技能。他有两个口头禅：一是把艾滋病作为全球性问题，二是把科学、政治和项目同步推进。他认为，没有政治支持的科学毫无影响力，没有科学依据的政治决策充满危险，缺乏切实可行的实施计划，人们也不会从中获益。面对新型冠状病毒肺炎疫情，尽管针对传染病的防治已取得巨大进步，但尚未为这次疫情的大流行做好准备。该书字里行间饱含着作者的智慧、激情与喜悦，他在医学研究和国际政治领域都留下了让人希冀变革的宝贵财富，并时刻提醒我们这两个领域的携手将会挽救更多的生命。

如影随形的致命元素　毒药历史的博古通今
——《致命元素：毒药的历史》

在普通人的常识中，汞、砷、锑、铅、铊等元素仅为元素周期表上的单调符号，与人们的日常生活相距甚远，但事实绝非如此。阅读约翰·埃姆斯利（John Emsley）博士所著的《致命元素：毒药的历史》后，你就会明白，这些看似与生活毫无关联的元素，矛盾而奇特地牵系出古往今来的历史事件：科学进步与环境污染、奢华享受与帝国毁灭、壮体良药与谋杀工具，以及离奇死亡的人中骐骥和狡猾邪恶的投

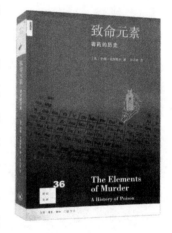

毒者。作为长期从事化学研究、英国剑桥大学的科学作家，埃姆斯利描述了人类发现、开采和利用这些元素的历史，以及它们给人类带来的利益和污染，解释了人体摄入这些元素后的发病机制、所导致的症状与解毒方法等，还特别讲述了历史上一些人所患的神秘疾病、光怪陆离的神奇死亡和至今仍存有争议的谋杀案件。埃姆斯利指出，生活在现代社会中的人，几乎每天都面临重金属超标的风险，在饮食、吸烟、化妆、染发、装修、汽车尾气等中，这些元素始终与我们如影随形。在这部有关毒药历史的百科

全书式著作中，埃姆斯利将致命元素的相关知识融入扑朔迷离且引人入胜的故事之中，通过翔实的史料令读者警醒和深思，并让我们在获得科学知识的同时充分享受阅读的乐趣。

如影随形的致命元素

回眸历史，埃姆斯利对多种元素的来龙去脉进行了精心梳理和详细介绍。汞曾有上千种不同用途，金属汞及其化合物曾被用于温度计、紫外线灯、日光灯、电池及多种药物中。汞的有机化合物尤为危险，它们可以使人在不知不觉中受到毒害。砷具有悠久且臭名昭著的历史，人类在 5000 年前就受到砷的毒害。摄入少量的砷会导致呕吐、腹泻、腹痛、口渴与舌苔增厚，而摄入大量砷会导致人非常剧烈的呕吐和腹泻。用作涂料和壁纸中的砷气化后曾导致儿童中毒致死。锑始终是人类环境中的一种有毒元素，如今环境中的锑含量是 5000 年前的 1000 倍。锑会引起胃部肌肉强烈收缩从而迅速导致剧烈的呕吐，用锑投毒的人必须坚持频繁地下毒才能成功。除非尸体被火化，否则它将永久保留在体内。人类开采铅矿的历史超过6000 年，铅是一种有用、神奇、难以预测、危险且致命的元素，其存在形式包括固体和液体。我们的祖先发现铅是文明生活的重要组成部分，水管、陶器、油漆甚至补药中都含有铅。铅会干扰人体的造血、神经系统及肾脏的重要功能。曾经社会中铅被使用得越多，就表明居民的生活水平越高。通过添加氧化铅可以更好地保存葡萄酒，甚至可以改善其口味。用含铅玻璃瓶装酒，溶入酒中的铅 70% 都被人体吸收。釉陶的釉层中含有大量铅，当用其盛装葡萄酒等酸性物质时，其中的铅就会被溶解。如今几乎所有含铅的药物都被禁用，人体内铅水平下降的主要原因是家居环境中铅污染的减少，而不是对含铅汽油的禁止。铅的益处显而易见，科学家就是通过分析微量铅的核素后证明地球的年龄为 45 亿年。铊不是生物体所需的元素，最初被用来治疗头皮癣，其中毒极为罕见。铊盐曾一度被作为脱发剂写入药典中，铊的放射性核素一直被用于诊断心脏病。

毒药历史的博古论今

埃姆斯利介绍的危险有毒元素的故事始于炼金术时代，西方炼金术可以追溯到古埃及，最早可以考证的炼金术士于公元前 200 年就生活在那里。科学巨擘牛顿早年曾经相信水银可以转变为黄金，以至于他在炼金术上耗费了大量时间，导致他在 32 岁时就出现头发灰白等多种汞中毒的症状。汞无处不在，令人防不胜防，它对人体的伤害主要来自与元素的直接接触。人们曾经用汞剂治疗难以启齿的梅毒和令人烦恼的便秘。由于汞的蒸气无任何气味，法拉第等许多科学家都曾因为糟糕的实验环境而发生汞中毒。砷作为毒药的致命缺点是在受害者体内很容易被探测到，头发中的砷可以作为检测中毒的证据。拿破仑去世后 20 年的尸体几乎没有任何腐烂，其头发中的砷含量是正常值的 100 倍。锑中毒后，人最开始时表现出的症状是四肢僵直和肌肉乏力，继而出现高烧和严重的抑郁，现有证据表明莫扎特是因锑中毒而死。油画家、用铅白涂脂抹粉的妇女和吃墙漆的儿童都有可能产生铅中毒，可能高达 1/4 的精神分裂症病例是由汽油和油漆中的铅所致。在子宫中受到铅污染最严重的胎儿，患精神分裂症的危险比其他儿童高两倍。著名画家凡·高晚年的怪异举止和心理状态就与铅中毒症状相符。现有确凿的证据表明贝多芬晚年患有严重的铅中毒，其头发中铅的含量高出正常水平的 100 倍，他的急腹痛、便秘、易怒的脾气和日趋严重的耳聋都是铅中毒所致。用铅化合物实施谋杀罕见，因而也十分引人注目，对教皇克莱门特二世的遗骨进行检查证实他死于铅中毒。硫酸铊可溶于水，形成无色且几乎无味的溶液，人体摄入后一两天才会出现一些非特异性的症状，包括乏力、刺痛、手脚麻木、晕厥、言语不清、失眠及丧失活动能力。铊中毒极易误诊，在历史上最著名的铊中毒案里，对受害者进行过检查的 43 位医生中仅有 1 人诊断正确。

药物疗效的利弊剖析

人们常说，毒药是相对于剂量而言的，人体在摄入过量的任何物质之后都会发生不良反应，严重者最终会导致自身的毁灭。我们甚至会因为摄入过多的氧气或水而中毒。太多的氧气会损害大脑，吸氧过量会导致早产儿和深海潜水员死亡。一个极度口渴的人突然大量饮水，可能会因体内盐类失衡而导致心肌停止工作。人类使用多种元素入药的历史源远流长，传统的中医和印度医学都曾将汞及其化合物入药，人类使用各种形式的锑治疗疾病的历史已超过 3000 年。亚里士多德的学生、生活在公元前 3 世纪的泰奥弗拉斯托斯就已知有两种他称之为"砷"的物质，但其实它们并不是纯粹的砷元素，而是硫化砷矿物雌黄和雄黄。古代中国人也知道这两种物质，《本草纲目》中认为雄黄可以用于治疗许多疾病，并且可以使白发变黑。用砷治疗疾病的历史由来已久，三氧化二砷可用于治疗急性早幼粒细胞白血病，其机制在于促进被癌变白细胞所取代的正常血细胞的生长。砷能够干扰碘的吸收，小剂量的砷可以加速为细胞提供能量的化学过程，从而可用作兴奋剂，它甚至可以使马跑得更快。导致癌症的罪魁祸首是无机砷。钡可以刺激人体的新陈代谢，使心脏发生室颤。可溶性钡盐有剧毒，小剂量会导致中枢神经系统瘫痪，较大剂量则会导致心脏瘫痪。氟化物中毒大多数都是意外事故，美国一家医院的厨师曾经误将氟化钠当作食盐放入炒鸡蛋中，最终导致 163 人中毒，其中 47 人死亡。

扑朔迷离的精彩故事

曾几何时，投毒者费尽心机地通过在各种食物、饮料和药物中下毒以谋财害命。随着法医分析领域所取得的进展，如今只要一个人的死因被怀疑为投毒，那么几乎肯定可以从他的身体中找出致死毒素。在这本像侦探小说一样引人入胜且趣味横生的科普佳作中，作者将我们带入一个曾经是神秘莫测的世界，揭开前辈们费尽心思想要破解的奥秘，并且了解到人类为了使其生活免受有毒元素的危害而做出的艰辛努力。在这些扑朔迷离的精彩故事里，令人印象深刻的中毒事件层出不穷。在那个用砷实施谋杀的黄金时代里，法国一位貌似虔诚的年轻女仆，不断用毒药谋杀她身边的人并窃取他们的财产，无论男女老幼都不放过。在十余年中，这个看似忠厚的仆人不断地更换工作，而无论她去到哪里，都会留下死亡的轨迹；只要人们吃了她准备的食物就会染病而亡，被她用砷所谋杀的雇主及其家人总共约30人。20世纪80年代，一位美国医生在长达20年的职业生涯中，用砷谋杀了多达60多名患者和数位同事。用酒石酸锑钾治疗寄生虫病通常有效，但往往也会产生副作用。尽管随着科学发展和技术进步，如今的世界已经比昔日安全得多，但我们仍然可以从这些故事中学到很多有用的知识。

免疫与自愈

　　人体的免疫系统并非战争机器，它实质上是一支维和部队，比任何势力都更加追求和睦共处。免疫系统的工作就是在这个狂野的聚会中巡逻，时刻注意滋事者，更关键的是把坏家伙们赶出去，同时尽力把对其他细胞造成的伤害降到最低。

免疫系统的生命意义　人体健康的优雅卫士
——《优雅的守卫者：人类免疫系统的故事》

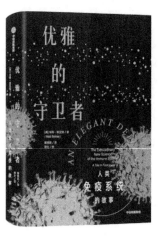

尽管笔者学医出身，但对人体免疫系统的认知非常有限。有幸读到普利策奖得主、美国杰出的记者及作家马特·里克特（Matt Richtel）的《优雅的守卫者：人类免疫系统的故事》，收获颇丰。里克特不仅介绍了免疫学领域长达数个世纪的科学探索，将引人入胜的感人故事编织在一起，揭开了人体患病和保持健康的奥秘，还以前所未有的方式介绍了令人眼花缭乱的人体免疫系统。里克特指出，人类生存取决于明辨敌我，免疫系统是人体必不可少的防御系统，它帮助我们对抗疾病、治愈伤口、维持秩序和平衡。为了传宗接代，免疫系必须应对三大挑战：敌人的可变性、中枢循环系统在几秒钟内便能将血液输送到全身的高效性，以及治愈的需求。经过数千年的发展和千锤百炼，它几乎可以面对所有可能的威胁。尽管免疫系统是如此复杂且精妙，但它仍是一种脆弱的奇迹般的武器，依旧容易因疲劳、压力、营养不良甚至过度清洁等因素而受到损害。作为一位妙笔生花的科学记者，里克特以翔实的史料和动人的笔触，从黑死病到 20 世纪的疫苗和抗生素突破，再到革新性免疫学研究的实验室进展，为我们讲述了属于科学领域的侦探故事。他以记者的视角关注人类的处境，通过揭示免疫系统的奥秘与记述 4 段感人肺腑的动人篇章，将免疫学入门读物、医学历史文本以及传统的第一人称患者故事天才地融合在一起，让我们感受科学，重新认识自己。该书记述的是我们这个时代尤为重要且具有代表性的医学奇迹，也是每一个普通人身上每日上演的希望、勇气与爱的故事。里克特采访扎实，饱含深情，文笔真挚感人，免疫学名家董晨院士为该书中文版倾情作序推荐，从而使得该书成为一本使人开卷获益的科普佳作。

人体健康的优雅卫士

该书介绍的并非某一种特定的疾病或伤害，而是介绍它们共同的故事，是将这些病痛紧密联系起来的关乎人类健康的纽带。这是一个关于免疫系统的故事，作者叙述了关于免疫系统的惊人发现，尤其是近 70 年来研究的突飞猛进，以及它们在我们健康的各个方面所扮演的角色。皮肤屏障是人体的第一道防线，当它被抓破或割伤后，免疫系统就开始紧急动员起来。免疫细胞会涌向需要它的地方，它们不仅能清洁伤口、重建组织，还能修复撞击、挫伤、烧伤或咬伤导致的内部伤害。复杂的细胞防御网络能迎击每年两三次的流感来袭，分辨出无数可能发展为癌症的变异细胞，抑制疱疹病毒等的大量增殖，并且每年抵御数亿次食物中毒。免疫系统还在大脑中发挥着润物细无声的作用，大脑自身的免疫细胞将清除掉受损或衰老的突触，从而保持神经系统的健康。免疫系统为我们的身体提供着持续而低调的警戒，毫不夸张地说，它就像是我们的贴身保镖，保障着我们的整体健康。

我们常常用描述战争的语言来描述免疫系统，因为它能集结人体内部的力量来对抗邪恶的疾病，调动人体各种强大的细胞去监视、侦察敌情，发动外科手术般的打击甚至"核打击"。如果把这个战争的比喻进一步展开来，那么可以说我们的免疫防御网络也依赖于配备自杀药片的秘密特工，并且由世界上最复杂的即时通信网络所连接。这样的防御系统可以说是其他人类生物学机制无可比拟的，它可以在人体的器官系统间自由穿梭巡逻，就像戒严期间的警察一样，免疫系统会主动寻找威胁，巧妙地识别十亿多种甚至在科学上仍属未知的外来危险物质，防止它们造成致命伤害。该书作者指出，如果生命是一个喧闹的节日，那么人体就像是一场细胞的盛大聚会，各种细胞在其中熙熙攘攘。数十亿的组织细胞、血细胞、蛋白质、分子和入侵的微生物齐聚一堂，由此可见，召唤免疫系统异常复杂。然而，对于所有这些威胁，用战争做比喻具有误导性，甚至可以说完全错误。人体的免疫系统并非战争机器，它实质上是一支维和部队，比任何势力都更加追求和睦共处。免疫系统的工作就是在这个狂野的聚会中巡逻，时刻注意滋事者，更关键的是把坏家伙们赶出去，同时尽力把对其他细胞造成的伤害降到最低。

免疫系统的生命意义

该书作者指出，免疫系统是世界上最复杂的有机系统，其起源远远早于人类的演化历程，也许只有人脑的复杂程度才能与之匹敌。免疫系统的起源可以追溯到 35 亿年前，大约是在第一个细胞有机体（即细菌）出现时。利用先进的化学和分子工具，科学家发现，一些细菌似乎拥有精细的免疫系统，能够识别特定的外来威胁并对其进行记忆编码，以便在遭到入侵时能够消除这些威胁。大约 4.8 亿年前，鲨鱼这种活化石就已经出现，从最基本的层面来说，人类与鲨鱼以及其他有颌脊椎动物拥有共同的免疫系统。长久存在的事实足以说明免疫系统的强大威力，因为生物演化一定是优胜劣汰，不会让没有用的功能留存，免疫系统只会杀死感染病毒的自体细胞。人体所具有的优雅的防御系统并非只关注感染，它关心的是这个感染是否伤害到了私人领地。

广泛影响免疫系统的 4 个主要因素是睡眠、压力、肠道和卫生。与久坐、超重、抑郁等其他已知的风险因素相当，长期有睡眠障碍的人早逝的风险更高。如今，免疫系统还没有演化到能呵护个体的地步，它的演化是为了保护我们的遗传物质和整个人类。它在维持我们的生命方面做得非常出色，直到我们繁衍后代。在那之后，它就在倾尽全力结束我们的生命。演化决定了我们不能永远活着，自然与演化命令你必须为下一代让路。天下没有免费的午餐，我们发明的任何药物都不能让个体长生不老，没有最终的解决方案，也不应该有。如果人类治愈了癌症，就将会有更多的神经退行性疾病产生。如果治愈了神经退行性疾病，那么百岁老人将难以逃过大瘟疫。尽管没有最终的解决方案，但这样的现实依然存在希望，我们必须区分生命跨度和健康跨度，睿智的人不想长生不老，但确实想在年老时保持更健康的状态。科学研究告诉我们某些方面是可控的，而且收效非常大，最好的例子是那些我们完全可以控制的因素，如睡眠、锻炼、冥想和营养。

清洁卫生的利弊参半

科学研究证实，人体的健康依赖于我们与众多细菌的和谐互动，这不仅是因为我们不想伤害自己的组织，还因为我们的确需要生活在我们体内或体表的外来生物体，包括数十亿肠道细菌。事实上，当我们使用抗生素、抗菌肥皂或接触到对肠道菌群有害的毒素时，这些细菌就可能被损害，而人体免疫系统功能也会受损。当免疫系统反应过度时，我们同样要小心。该书中介绍了在普通大众中普遍存在的错误观念，那就是：拥有一个超级强大的免疫系统会更好。无处不在的商业广告都在敦促人要提高免疫力。该书作者指出，增强免疫系统的前提是你的免疫系统需要增强，而事实上你很可能不需要。如果你的确增强了自己的免疫系统，实际上可能物极必反。即使我们从癌症的免疫治疗中获得了非常显著的积极结果，但我们也看到临床试验中具有非常严重的毒副作用。化疗虽然抑制了癌症，但是导致一系列让系统紊乱的后果。

专家认为，保持免疫系统平衡的一个好方法是吃下掉到地上的食物，其哲学依据是：人们不要再对自己所处的世界进行过度消毒，这样他们的免疫系统就会接触到大量的细菌、寄生虫和其他病原体，并对它们做出反应，数百万年的演化就是这样令免疫系统得以更加完善的。这种被称为卫生假说的哲学思想日益被广泛接受，其大意是由于过度注重清洁，我们正在让自己的免疫系统疏于训练和活动。专家指出，微生物组位于现代免疫系统面临挑战的核心位置。人们为消除环境中的细菌所做的努力，虽然初衷是好的，但结果却限制了我们肠道菌群的数量。卫生假说为我们了解人类与现代世界的关系中所面临的挑战提供了最生动和形象的视角。简言之，这一挑战的核心观点是：为了能在周围的环境中存活下来，人类已经演化了数百万年时间。在人类存在的大部分时间里，环境对我们而言都是极端不利的，如缺乏食物或食物可能携带病菌、不卫生的条件和不干净的水、毁灭性的天气等。在这样一个险象环生的环境中，幸存下来谈何容易？因此，人类应保持微妙平衡的相互竞争的原则：我们必须继续奋斗，怀揣梦想，保持激情，同时还要更好地接受死亡。死亡不仅不可避免，而且对我们的生存至关重要。既要被死亡的恐怖驱使，又要以谦卑和优雅的态度拥抱死亡，这并非轻而易举。人类的持续健康就在于维持这种平衡，宛如免疫系统本身所达到的平衡一样优雅。

神经系统的非凡之功　人体机能的自愈真相

——《自愈力的真相》

　　我们知道，人体是一个整体，躯体的各脏器之间、精神心理和躯体之间都有着千丝万缕的关系。曾几何时，我们讥笑庸医的"头痛医头、脚痛医脚"，时至今日，在医学科技高度发达的当下，医学的整体观是否依然存在？人体大脑的治愈力是否会影响身体的表现？通过虚拟现实（VR）技术能否减轻患者的痛苦？服用安慰剂后能否缓解病情？让登山者以为自己在吸氧，是否可以缓解高原反应？针对这些现代医学难以解释的疑问，英国作家乔·马钱特（Jo Marchant）撰写的《自愈力的真相》一书有助于为我们指点迷津。该书涉及当前世界医学领域关于人体自愈力方面十大革命性的前沿研究成果，如安慰剂效应、催眠疗法、虚拟现实催眠、正念冥想等，以及困扰现代人的身体损伤、孤独症、肠易激综合征、癌症、抑郁症等，阐述了目前被广泛应用的十大自愈手段的理论依据，以及如何将这些前沿发现融入日常生活和临床实践中。在对传统医疗提出质疑的同时，该书探索关于人文科学和心身疗法的

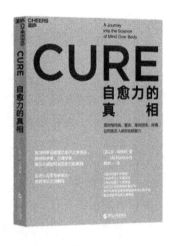

奥秘，也给出了新医疗思维的丰富实证。该书获得全国知名心血管病专家、"双心医学"的提出者和倡导者胡大一教授的认可，他亲自领衔翻译该书，并为大脑治愈力的真相做出自己的解释和阐述。该书是一本探索身体疗愈真相的佳作，是对现代医学进程的一次潜心返璞，很可能引发医疗思维模式的巨变，我们或许能从中找到疾病治疗的新方向和新策略。该书也是一本适合所有关心身体健康、想要提高自身医学素养人士的读物，书中既有充足的证据，又有生动的故事，以简明通俗的语言阐述了值得重视却被严重忽视的大脑治愈力的概念。对普通患者来说，它也是一本生动的医学科普图书，尤其是深受慢性疾病、重大疾病、身体损伤、疼痛等困扰的人，可以通过学习科学的方法，充分调动人体内在的自愈力，最终获得健康丰富的人生。

人体机能的自愈真相

公元 2 世纪的医生盖伦认为：自信和信念远比药物有效。有人粗略地估计，癌症患者中有 1/3 是被吓死的，有 1/3 是因过度治疗而亡，仅有 1/3 是真正病死的。在传统的生物医学模式语境中，"治疗"一词往往被片面地认为是生物医学技术这种外力干预手段，如药物、支架、手术刀等，而忽视了人体机能的自愈能力，如免疫、自我修复、再生和代偿功能等。作为备受赞誉的科学记者，马钱特走访了哈佛大学、牛津大学、剑桥大学、多伦多大学等近 30 所世界名校，采访了包括诺贝尔奖得主在内的 20 多个领域的世界顶级专家，并与众多患者进行了亲自交谈。马钱特搜寻了医学领域世界各地的前沿研究，以科学数据和事实为依据，提出以大脑为核心的中枢与外周神经系统具有非凡的治愈能力，揭示了大脑对人体健康的影响。马钱特指出，医学既需要整合，也需要个体化；我们既要理性地看待科学证据和客观检查结果，也要重视个体情感和心理因素对躯体造成的影响。大脑治愈力长期被医学专家和科学家所忽视，是因为这一概念被自作多情的思想家和玩世不恭的销售人员所劫持，导致科学证据完全被忽略甚至被严重混淆。显而易见，该书是一次对医学进行的全新探索和深刻反思，作者用丰富的医学实例，揭示了人体自愈力背后的生理机制。马钱特指出，非传染性疾病的根源是不健康的生活方式，医生只能治标，治本还需要靠自己。在临床工作中，我们既要理性看待科学证据和客观检查结果，也要重视患者个体情感和心理因素对身体造成的影响。胡大一教授发现，临床上约有 1/4 的患者始终无法通过常规生物学技术来改善症状和预后。在医生认为自己对患者实施了成功的手术后，患者的痛苦非但没有减轻，反而加重，甚至痛不欲生。因此，胡大一教授提出了"双心医学"的治疗理念，"双心"指的是心脏和心理，强调在临床实践中，不能仅仅关注甚至迷信生物学技术，忽略疾病发生、发展的社会和心理因素。作为富有人文情怀的医者，在临床实践中应该具备的素质为：看的是病，开的是药，救的是心，给的是情。

安慰剂疗效毋庸置疑

马钱特指出，安慰剂能增加乐观性和自信，动员中枢控制系统释放更多的能源。临床试验结果显示，哮喘、高血压、胃肠道功能紊乱、晨起虚弱和勃起功能障碍等许多疾病，都存在明显的安慰剂效应。1992 年发表在《新英格兰医学杂志》上的研究显示：注射促胰液素或生理盐水都能明显改善孤独症患儿的行为。来自世界各地 11 个不同医疗中心的 131 例脊髓骨折患者，一半人接受了椎体成形术，另一半则做了假手术，患者也知道自己只有 50% 的机会接受骨水泥治疗。手术结束后，医生对所有患者随访 1 个月的结果显示，两者并无显著差异。2014 年，专家分析了 53 种效果显著的外科手术与假手术对照试验的结果，无论是心绞痛还是关节炎，约半数患者接受假手术后的效果同样好。当帕金森病患者服用安慰剂后，脑扫描发现大脑内的多巴胺释放增多，水平上升了 3 倍。大脑能产生自己的"药物"（如脑内啡肽），从而缓解机体症状。超过 1/3 的接受口腔手术的患者在静脉注射生理盐水后疼痛大为缓解。研究显示，安慰剂效应的局限性有两个重点：一是，凡是能通过心理期望治疗而好转的疾病都仅限于身体本身已经存在的；二是，由心理期望引导的作用往往只局限于意识能控制的症状，如疼痛、瘙痒、皮疹或腹泻，以及认知功能、睡眠和咖啡因、酒精等的影响，安慰剂似乎对抑郁、焦虑和上瘾等精神疾病尤为有效。在大多数情况下，百忧解等抗抑郁药的疗效与安慰剂类似或几乎无效。广泛用于治疗焦虑的地西泮，除非患者知道他们正在服用它，否则没有任何效果。尽管哮喘病患者表示在服用安慰剂后呼吸变得更轻松，但测量及肺功能的客观指标并没有改善。临床试验中的癌症患者服用安慰剂后，对疼痛的忍耐度和生活质量有明显改善，但安慰剂组患者肿瘤缩小的比例却较低。医生必须一直对患者隐瞒，误导他们以为自己正在接受积极的治疗，只有这样才能让安慰剂发挥作用，但真正的治疗并不存在。贯穿所有安慰剂效应的中心法则是，为了使它发挥作用，患者必须相信自己接受的是真正的治疗。但无论安慰剂的潜在好处如何，如果危害到医患之间最基本的信任关系，就会得不偿失。

神经系统的非凡之功

现代医学的进步是有目共睹的，我们已经可以使用抗生素治疗感染、用化疗对抗癌症、用疫苗预防儿童脊髓灰质炎和麻疹等致命疾病，可以进行器官移植，也正致力于用细胞修复受损的眼睛、心脏和大脑。然而，对待人体这台机器，当其损坏时医生不会去聆听其内心的声音，而是会使用各种物理方法，如扫描、测试、药物、外科手术等来诊断其存在的问题，并修复已损坏的部分。然而，现代医学在规避复杂问题（如疼痛和抑郁等）方面不太理想，在防止慢性疾病（如心脏病、糖尿病和阿尔茨海默病等）方面也不尽如人意。现有证据表明，精神确实可以影响身体，替代疗法很多时候的确有效。1985年进行的一项经典研究显示，拥有坚信药物有效信念的医生，无论他们给患者开具的是止痛药还是安慰剂，都能在很大程度上改善患者疼痛的症状，即使他们告诉患者的内容没有差别。因此，语言、凝视、冷静和肢体语言对于我们的感知症状都是十分重要的。大脑在疲劳感方面能起到重要作用，大量研究显示，心理因素能够转移和调节我们的疲劳感。疲劳不是生理事件，而是一种感觉，它通过大脑来阻止灾难性伤害的发生。大脑在预防疲劳方面比患者本身更有先见之明。运动能力受情绪影响。自行车手服用自认为是运动增效剂的药物或饮品，平均能提高2%～3%的骑行速度，这一差异足以在许多比赛中影响胜败结果。如今，普通大众对催眠还存在很大的偏见，而药物疗法已经成为近乎恐怖的技术。我们投身于药物、辅助检查等所有高技术事物，像催眠之类的简单而平凡之方法，却被认为没有任何用处。已有的结果显示，在其他疗法均宣告失败的群体中，催眠疗法可以帮助70%～80%的患者。在接受肠道催眠治疗的1000例患者中，76%的患者临床症状显著改善；59%的患者再也没有服用过任何药物，41%的患者用药量减少，79%的患者减少了咨询医生的次数或者完全不去找医生。在催眠治疗有效的肠易激综合征患者中，随访了200余名，到第5年时仍有81%的患者处于良好状态。英国已经批准了催眠疗法用于治疗对传统疗法无效的肠易激综合征患者。马钱特认为，人体是一个整体，躯体各脏器之间、精神心理与躯体之间都有着千丝万缕的联系。尽管人体的自愈力有无限潜能，但大脑的治愈力不是一劳永逸的万灵仙丹，需要科学的方法激发。有时它对躯体会产生惊人且直接的影响，有时它仅为众多决定因素中一个很重要但又十分微妙的因素。

肿瘤免疫的创新之路 探寻自愈的璀璨群星

——《自愈之路：开创癌症免疫疗法的科学家们》

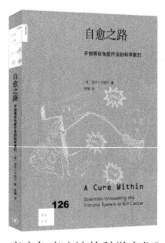

免疫学是了解人体自身的一把钥匙，正是源于我们认识了免疫系统，通过调控免疫反应克服多种癌症，防范传染病，人类才开启了肿瘤免疫这条自愈之路，并由此改变了治疗癌症的方式。如今，医生不再直接使用药物来治疗肿瘤，而是先用药物调动人体的免疫系统去攻击肿瘤，这种昔日被认为是异想天开的痴人说梦正在逐步变成现实。美国科学记者尼尔·卡纳万（Neil Canavan）所著的《自愈之路：开创癌症免疫疗法的科学家们》一书，介绍的就是这批逐梦前行之人的感人事迹。卡纳万通过追踪人类治疗癌症、对抗肿瘤的最新思考和免疫疗法，为我们讲述了科学家调动免疫系统去识别并攻击癌症的科研故事。卡纳万所访谈的25位学术巨匠（包括2018年诺贝尔生理学或医学奖的2位获得者——艾利森和本庶佑）都是癌症免疫疗法这一崭新领域的先驱。这些研究者所涉及的领域包括细胞毒性T淋巴细胞相关抗原4、程序性死亡受体1、免疫监视、疫苗、基础性发现与概念验证、嵌合抗原受体T细胞、蛋白质与病毒、调节性 T 细胞、细胞与信号的利弊。为了便于读者阅读，该书还编制了术语表。该书的独具匠心之处在于，多数章节标题的对侧页收录了科学家的手绘插图，这些插图大多都是即兴之作，是被访问者在作者面前信手绘成的。这是一本关于失败和重生、醒悟与成功的书，是一本关于发现、直觉与狡黠的书。它带你走近当今全球顶尖的医学科研人员，去一窥他们的精彩人生和深刻见解。这不仅是一本有关生命之书，更是难得的人生之书，值得有识之士开卷一阅。

自愈疗法的全面科普

癌症每年夺去全球 800 万人的生命，却面临智胜一筹、所向披靡的新对手。这个对手从始至终近在眼前，它就是我们的免疫系统。癌症免疫疗法的故事可以追溯到 19 世纪 90 年代末，数十年的基础研究、数十亿美元的投资才为今天带来了一线生机。回眸历史可知，肿瘤免疫学的革命险些功亏一篑，最先研发出的单克隆抗体作为肿瘤免疫学的药物之一，仅对部分患者产生了疗效，尽管疗效远非完美，但聊胜于无。采用这种新的疗法，医生将不再使用药物直接对抗肿瘤，而是利用药物引导患者的免疫系统追踪、消灭癌症，这一全新的医学分支，被称为肿瘤免疫学。简而言之，肿瘤免疫学认为，就像面对任何细菌和病毒感染一样，人体免疫系统能够识别、攻击和消灭肿瘤细胞。这一观点本身并不新颖，新颖的是人们如今能够驾驭免疫系统来摆脱癌症的困扰。卡纳万指出，人类征服肿瘤的希望已经出现，癌症作为"疾病之王"的长期恐怖统治地位即将结束，人类治疗癌症的方法将会被永远改变。

这场革命的兴起，不是源于新药的发明，而是源于一种思考和对待癌症患者的全新方法。癌症免疫疗法尽管刚刚起步，却一直被誉为革命性的疗法，它打破了癌症治疗领域的现状。通过调动自身的免疫系统去识别并攻击癌症是人类长期无法实现的梦想。直到最近才有晚期癌症患者史无前例的康复，这有力地证明了免疫疗法的威力。该书以轻松独特却发人深省的方式，带领读者走近那些开创了这个全新领域的学术与行业先驱，讲述这个鲜为人知、常遭冷落的癌症研究领域如何后来居上，成为肿瘤学科的新星，以及科学家如何坚持到底、永不放弃的感人故事。该书不仅全面介绍了该领域的各种知识，在叙事的过程中还涉及科学界的诸多现状和弊病，如性别歧视、政治权术和经费问题。它无疑也是一本生命之书，癌症免疫疗法这项技术即将也正在拯救成千上万人的生命。该书是对生命的礼赞，这些不世之才为癌症免疫疗法的诞生奉献了自己的人生。该书中不仅有沿途采撷的逸闻趣事，也有漫漫长夜的动人故事。该书的主角就是这些璀璨的群星，一群为数不多的人，一个亲密无间、学识渊博、激情洋溢的大家庭，他们只是恰巧身为科学家。

科学精神的深刻诠释

我们深知，科研创新之路从来不是宽敞笔直、一帆风顺的，而是荆棘密布、险象环生。在探求真知的进程中，科学家同样历尽艰辛，苦恼不堪，但正是由于恪守初心的坚持、迎难而上的勇气、刨根问底的决心，才使得他们最终到达胜利的彼岸。科学是在做减法，是将整套系统削减到最为基础的核心，并揭示出所观察现象的内核。科学家质疑一切，优秀的科学家从来不说"绝对"，因为"确信"是愚蠢者的标签。数据从不直接证明或表达任何东西，而只会显示在综合考虑之下的可能解读，科学事实本就无法用只言片语表达。该书对每位作者的介绍中都有"长夜漫漫"这一部分，因为该书的目的之一就是通过引述这些伟大科学家的经历来激励晚辈。科学家认为，学习先进的技术当然很好，但掌握处理问题的方法才是学习的真正目的，你要提出问题，解答问题，努力走出自己所在的死胡同。实操性的工作不是最重要的，如确定基因序列完全可以外包。专家认为，在科研领域师出名门非常重要，你的导师能在很大程度上表明你所受培训的质量，名师并不只是单纯地传授知识，还善于引导思考。

诺贝尔生理学或医学奖获得者本庶佑总结了成为优秀科学家必备的三

大品质。首先是求知欲。如果没有求知欲，就只是在学习，那这不是科学。你必须有去了解的欲望，有亲自探究事实的想法。其次与困难程度有关。因为仅有求知欲的人可能会避重就轻，要去解决难题，就代表着要迎接挑战。最后是直面挑战还需要勇气。有了求知欲、挑战的决心和勇气之后，就要靠耐心走完接下来的旅程，要胸怀大志，心如止水，才能冲破迷雾。科研工作无法独立完成，你要是喜欢独来独往，最好去做电脑编程，生物科学可能不适合你。要持续观察，不抱成见，并与合作伙伴精诚团结，这样才能发现意料之外的宝藏。本庶佑坦言：耐心加细致的观察就是生物学。做科研就一定要经历失败，如果想要取得成功，重点是推翻自己的假说，而不是去证明它，对新知识的追求是科学家前进的动力。科学家的内心还要有斗争精神，因为直面未知事物，从来不是胆小者的强项。在所有人都对你的想法进行质疑时，你才会竭尽全力尝试证明自己的结果正确，要让数据成为自己的铠甲。

创新之光铸成功之道

该书并非单纯地叙事，书中记载的 25 位生命科学研究者都是创新的开拓者。卡纳万认为，发现真理是孤独的求索，证明真理更甚于此，搞科研是一种躁狂抑郁的体验。知道何时放弃也很重要，要做到这一点，就需要有勇气和理智，尽快得出明确的数据，判断是否行得通。我们深知，创新是人类进步必不可少的元素，成功来自不懈的努力。癌症免疫疗法的技术千差万别，其发现过程往往同样精彩纷呈。免疫系统的行为必须权衡轻重，首要责任并非消灭细菌而是不伤及人体，因此免疫反应不能无限进行。免疫系统不知道肾癌、肺癌与前列腺癌的区别，它只知道癌细胞不应该存在。化疗的本质是靠毒素治疗，单抗不是化疗，并非肿瘤靶向性药物，它不对肿瘤起作用，而是作用于免疫系统。免疫疗法的应答率很低，但存活率很高，现有标准无法有效衡量免疫疗法的疗效。迄今，接受癌症免疫疗法的患者存活率达到了前所未有的水平，这一切都实至名归，但癌症并未终结。

免疫疗法对大多数患者依然无效，就算是疗效显著的患者，长期效果也依然有待证实。药品开发者都知道，完全没有副作用的药物也一定没有功效。因此，专家提醒人们，现在这种对癌症免疫疗法夸大的宣传非常危险，一再做出没有事实依据的断言与科学精神背道而驰。

诺贝尔生理学或医学奖获得者艾利森很早就意识到医生与科学家之间有很大的区别：医生做决定时压力非常大，每天的决定都决定着患者的生死，必须正确，不能犯错；而科学家犯错很自然，犯错在科学之旅中不可避免，多数实验都会经历失败。作为科学家，只需要有时正确就可以，所以他更喜欢当科学家。毋庸讳言，放化疗是对出现故障的人体生理"施以暴政"，免疫疗法的意义在于平衡与生俱来的自然力量，恢复和增强之前的秩序。肿瘤免疫学革命的成就是许多拥有特殊品质之人不懈努力的结果，他们执着甚至狂热，因为别无选择，没有人愿意相信他们。正是有了这样一批甘愿开疆拓土的勇者，我们的知识边界才得以不断地拓宽；正是拥有这样一批激情盎然的创业者，才为大众带来更多前所未有的创新好药、医疗与诊断器材。卡纳万坚信，在未来的征途中，会有更多的科学家与创业者，带着这种无畏之勇和无悔之情，为人类带来一个个新的火种、一束束新的光芒，因为治愈癌症是人类共同的愿景。

人体奥秘的科学揭示　探索生命的智慧之旅
——《生命之书》

作为弃医从文已逾三十载之人，笔者对人体生理和生化系统的了解似乎依然停留在当年迈出校门时的水平，最近阅读了美国医生舍温·B.努兰（Sherwin B. Nuland）的《生命之书》，无异于重温了大学时代的课程。努兰是耶鲁大学医学院外科医生，同时也是临床学、外科学、医学史、医学伦理学教授，长期为各大报刊撰文。他在从医生涯中诊治过上万名患者，是一位擅长讲故事的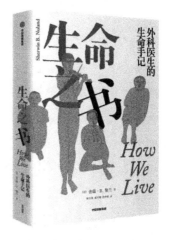名医。该书是他个人行医体验和人生经验交织而成的记录与反省，他以医生的身份带领读者开启了一场探索生命的旅行，以医者的智慧揭开生命的神秘面纱。他以疾病为切入点，从循环系统、神经系统、消化系统讲到生殖系统，结合自己诊治的真实病例，为读者讲解人体各系统的运作机制。此外，该书还专门讨论了血液、遗传、心脏，以及人体细胞浸泡于其中的组织间液，还有细胞这个生命的基本单元等，不仅为读者呈现了人体的精妙，更揭示出使生命得以延续的奥秘，以及我们存在的意义。努兰指出，医生眼中见到的多半是人体脆弱的一面，但也一定会见证人体对抗疾病时表现出的顽强生命力。我们的身体不仅是一部超级复杂且精密的机器，更能通过不断地适应和调整以延续生命。正是依据人体的智慧，身体的各个组织之间才能密切配合，在我们的一生中始终保持完美协调的平衡状态。努兰以医者的亲身经历、哲学家的广阔视角、医学史学者的审慎态度，结合引人入胜的故事，从不同角度为读者展现出身体的智慧。他提醒人们，关于身体、生命、疾病以及健康，我们探索得越深入，就越会发现更多的未知领域。努兰以医生的身份写就该书，从动笔伊始，就犹如踏上一趟身体之旅，致力于寻找人类特质的根源。他希望读者能伴随着作者遭遇的生命传奇，从阅读中收获喜悦和启发。

人体知识的全面科普

该书是一本富含人体知识且通俗易懂的医学故事书，它是人体基本知识和手术案例的有机组合，既有专业的医学知识，又有许多作者亲历的救死扶伤的动人故事，值得每一个有志于了解自己并掌握自己生命的人阅读。笔者翻阅该书时明显有一种似曾相识的感觉，每个章节里都有丰富的医学基础知识和千奇百怪的病例的分享，让笔者不时回忆起在大学基础课上学到的人体知识。努兰指出，没有人是一座孤岛，每一个新生命的诞生似乎都是绝无仅有、新奇的体验。新生命的起始从受精那一刻起，超过3亿的精子进入阴道后，只有一个能穿透卵子。人体染色体上携带的种种基因，构成了人类丰富多彩的可能性，突变的发生可能是为了顺应更险恶的自然环境以生存下去。基因表现使得单一的受精卵在胚胎发育过程中变成200多种形态、功能迥异的细胞，以组成体内各种组织、器官和系统。人体原来就携带原癌基因，只是在特定刺激下才表现出患病。血液似乎不仅是我们的本质，也是生命的延续。血液就像是遗产，能够世世代代传承下去。因此，我们的语言会用一个人的血脉来表达对其血统的判断，毕竟血液比其他任何身体组织都更能表达我们对同伴的道德评价，并从血液中去寻找他们生命的线索。

血液的特质远远超过文化赋予的某种神秘，它的确把营养和氧气带给组织，使组织充满生命和活力，它还为身体提供信息和指示，与神经系统串联起来，构成身体帝国无远弗届的通信网络，很多时候，血液是坚持和自我拯救的载体。人体若是面临生命垂危的紧急关头，首先应维持呼吸道的通畅，其次是恢复正常的血液循环，其他赖以维持生命的机能，诸如消化、吸收和运动等都可暂时不管。人体中除了心脏、大脑和肺，其他器官都可以忍受暂时缺血的情况；但这三个主要器官，特别是大脑，随时需要高浓度的含氧血，才能不使人体衰竭而亡。身体智慧的表现在于出现缺血时，供给心、肺、脑等重要器官的小动脉并不会与其他小动脉一样收缩，它们仍然敞开管壁，让脑细胞和心、肺细胞得到足够的血液；其他组织如生殖器官、骨骼和肌肉系统、肾脏、肠胃等，就得暂时忍痛割爱了。肾脏自然是所有器官中牺牲最大的，因为通往肾脏的小动脉最先收缩，以减少其血流量，直到血压回升之后才能恢复排尿功能。因此，尿量是医生衡量患者休克状态的重要指标。在失血的时候，外周动脉也会收缩，导致所需血量减少，从而导致患者全身苍白冰冷。

人体奥秘的科学揭示

先哲曾言：当一个人能完整地观察自己时，不需要多么详细的细胞生理学知识，就能让他惊讶得目瞪口呆。生命中的每个瞬间是如此令人惊叹，以至于相比之下所有精彩的小说都黯然失色。我们对分子生物学了解得越多，就越惊讶于它的奇妙，各种生命活动实际上类似一支听不见喧嚣的交响乐。自从人类出现以来，探索生命的脚步就从来没有停止。19世纪的三大发明——听诊器、显微镜和X射线，促使医学从艺术转向客观的科学研究。在该书中，努兰用自己亲身经历的临床案例故事，带领读者开启奥妙无穷的人体探秘之旅。从细胞、染色体到生命的起点子宫，从血液循环、心脏再到思维的中枢大脑，在如同侦探小说一样的精彩阅读体验中，传递着他对于生命哲学的思考。人体总是对内外无处不在的危险保持警觉，不断在全身组织、体液、细胞中发现相互能够识别的信号，这是一种负责任且保持一致的动态体，平衡的稳定是复杂生命体秩序与和谐的必要条件。仅有回应性还不够，要充分独立，就要有能力预见伤害并加以防止，有能力将大自然的关系从反应关系转变为创造关系。人体最深处结构的细胞用不可否认的声音告知我们深层次的意识，带来了一份无可表达的知识，即只有协调代谢活动的上万亿个过程，我们才能存活。这种自我调节的机体组织能够保持稳定，正是因为其独特的不稳定性，能时刻准备好做出反应，回归恒定状态的基准线，才使人得以每每做出恢复性的回应，维持体内恒定状态的微妙平衡，这正是生命的基础所在。

努兰深信人类的精神就是我们从身体这个结构中创造出来的，人们基本不会根据理性或我们大多数人认为的可信证据而获得或失去信仰。是否拥有信仰，是个人需求、养育、训练、心理结构的结果。先哲曾言：身体是人类灵魂最好的图画，人类精神的塑造就像身体之智慧一样，我们接近之时不仅带着惊奇的心境，而且崇拜至难以呼吸。努兰非常推崇德国心理学家洛伊的理念，敬佩他始终保持对生命的敬畏，穷毕生之力想要证明生命并非物理与化学作用的总和，应该还有其他不解之谜；他坚信生命科学中包含的精神价值，是无法用今日科学那种物质至上的态度可以解释清楚的。活着，靠的就是身体的智慧，该书诠释的就是一个关于你自身的故事，作者从科学的视角为我们讲述人体内的精彩故事，不仅通过十分详尽的医学知识来阐述身体的奥秘，而且每章都配有令人难忘的生动案例。努兰指出，死亡是无可逃避的终点，但在此之前我们还活着，与其害怕死亡，不如认真地活着；要想在死亡中企求尊严，必须在生活中去努力奋斗。因此，在向死而生的人生之旅中，我们要做的就是积极、努力地在有限的时间里活得认真且精彩。

维持均衡的身体智慧

当人类怀着好奇的态度接近人体，了解其根本的运行机制只会更加让我们"脑洞"大开。人在很大程度上依靠本能生存,无论自己是否有意识,人体的先天驱动力都一直在激励着我们去生存和繁衍后代。人类所有的发现和创造,都离不开人体结构和生物的适应力。科学家以"回应"或"适应"来总括身体结构顺应内外变化的种种方式,这无数的方式只有一个目的:增加生存的概率。生命是一个不断相互补偿的系统,所谓的恒定,就是生物学家所说的体内平衡,它依赖于各个组织的通力合作,而这些组织又需要由血管、免疫、内分泌和神经等系统来联系与整合。正因为内环境的恒定,才有自由而独立的生命,无论其机制如何复杂,目的只有一个,那就是使体内的生命环境保持稳定。英国诗人考利的诗句"那变化莫测的海洋,为了保持恒定,不得不瞬息万变",精确地捕捉到我们体内世界的精髓。医学是一门科学,更是一门艺术。从人类生物学的角度来说,努兰让我们领略到人体结构的奥妙,分子、细胞、组织、器官之间彼此分工有序又协同合作,本身有着自我调节、维持体内平衡的机制。从这个意义来说,疾病就是破坏平衡的不安定分子,治疗是为了恢复体内的平衡,让身体组织发挥自己的能力来对抗疾病,这是身体的智慧。

努兰认为,生命既是独奏,也是协奏。我们活在韵律里,是因为我们体内有着韵律。人的每一次呼吸、心跳,不同组织、器官通过协调维持身体的自然平衡,就是一曲天然的生命乐章。前列腺素就是典型的例子,它会顺应周遭组织需求的氧气和养分的多寡来使血管收缩或扩张,这种应变的着眼点仍是体内平衡。无论如何,所谓的生命就是保持恒定的举动。努兰坦言:同样的疾病对不同人体的发动方式可能因人而异,但生存始终是我们不懈努力所追求的目标。人不只是一些组织与器官的总和,更有超越自我的潜能,关键就在我们的作为。努兰给出最终结果完全相反的典型案例提醒人们:具有强烈生存意志的患者,通过积极配合治疗后效果良好;认为患病是命中注定只能逆来顺受者,自暴自弃后提前命归黄泉。尽管我们明白坚持与乐观也难免死亡,治愈后仍可能复发,但这并不能成为我们放弃努力的理由。认知自己的身体,是一件非常重要的事情。叔本华曾言:

生存的意志就是我们从大自然中找出的那唯一的上帝。无论生命的机制有多少种，目的只有一个，那就是使体内的生命环境保持恒定。但是努兰也坦言：无论我们如何努力，人体老化的进程仍然坚定地一点一滴地腐蚀着我们的躯体和心灵。

向死而生的理性追求

努兰也认为，人类精神与思维源自身体的生理机制，思维是它的一个产品。生命就是一连串的调适，我们只能不断调适，努力向前。对内部和外部环境的回应性和对先天生物设备的适应性造就了今日的我们。人类精神是人体内部生物机制的产物，包含细胞结构的分子行为。生命的续存要求不稳定和变化服务于稳定，和谐是我们美学感知的本质，它从身体过程的最终和谐与整体中升华而出。人类始终活在善恶意向之间的永恒冲突之中，文明的开始与持续，是因为维持着一份可以成为社会稳态的状态，因此，文明社会要求人们在均衡之中的善胜出。人类精神及其对美的永恒追求是对人类最好的定义特征，是精神的存在让我们成为一个人，它令我们能够推理、升华本能欲望、对社会有用、拥有人类种族独有的爱情。

无论知晓与否，我们都意识到死亡永远近在咫尺，因此始终存在抗拒死亡的本能需求，解决每一处失常之后果，以便在多变的世俗生活中保持恒久。维持我们体内恒定状态的诸多机制存在不确定性，反映在我们看待同伴和宇宙，尤其是看待自己时的不稳定性和矛盾心与混乱毁坏之间的冲突，也反映出与我们内心同样存在的善恶之间的挣扎。乐观的确有助于提升生命的品质，纵使生命短暂，也要活得认真和精彩。我们必须明白，即使全力以赴，还是有死亡的可能，但这可谓虽败犹荣；而放弃一切努力，或许也可继续苟延残喘，不至于那么快向死神报到，但这种生存无异于行尸走肉。努兰对命运和自由意志的描述，恰恰表明人体的构造精密，功能神奇，潜力无限。就好像重病患者，如果抱有强烈的求生欲望并积极努力，最终的生存期常常远超医生的预期，甚至不乏自愈的案例。因此，不要随意对待身体，要敬畏生命，不要消极地耗费活在世上的每一天。当身体带给我们惊喜时，我们要心怀感恩；当身体对我们造成伤害时，仍要坚定胜利的信念。

医者仁心的真实记录

努兰坦言，治疗之目的，只是恢复身体原有的平衡状态；若要治愈，必须借助身体自身的力量。就人性而言，理解他人比理解自己要容易得多，在许多方面，我们诠释他人比诠释自己要可靠得多。爱是道德的基础，正是想象力让我们能够相互理解，最终通过理解来感受爱。医生见惯了生死，总给人一种冷冰冰拒人以千里之外的感觉，这也是导致医患关系紧张的诱因之一。尽管弥漫在手术室中的常常是低调的乐观和绝对的胸有成竹，但从本质上来说，医生所扮演的角色只是身体的助手：帮它缝好伤口、止痛，鼓励它发挥斗志，再接再厉与敌人搏斗。医生所能做得最多只是移除治疗的障碍，如切除发炎组织、绕过梗阻部位、设法根除恶性肿瘤等，最终还是要鼓励器官和细胞发挥它们自己与生俱来的能力来对抗疾病。努兰的观察发现，进行手术时所需要的麻醉师越多，患者的存活率就越低；麻醉师若是等于或大于 6 人，患者必死无疑。努兰始终强调我们寿命的延长最主要的因素不是医疗水平的进步，而是公共卫生和营养供给的提高，我们应该追求的目标是延长高质量的寿命。要获得有活力的寿命，首要的就是有规律地运动，以及读书等有效率的智力活动。

医生是最直观接触到生死的人，他们对人的生死已经习以为常。努兰把自己多年的临床经验、渊博的医学知识甚至是细腻的情感，都倾注在该书中。他站在医者的角度，用缜密的哲思、宽宥的心态，去打开临床领域的话题，通过不厌其烦地问询，查清病灶，细致解剖，为读者进行相关疾病的深入解读。努兰坦言：自古以来，我们的社会就需要敬重生命的医生，尤其是德艺双馨的杏林大师。外科手术的精髓正如诗人奥登所言：治疗不是科学，而是一种呼唤自然直觉的艺术。外科医生不过是清除异常的先锋，先遏制住敌人的凶猛进犯，最终人体的自然才是恢复健康的内在力量。

该书不仅是一本包罗万象的医案结集，更是有关觉醒的艺术。掩卷遐思，努兰已经从对手术刀敏锐的注意力和外科医生的直率，转向了对生物体创造的鼓舞人心的探索。努兰对患者的关怀、事业的挚爱和工作的激情以及作为医生的崇高使命感跃然纸上，令笔者心生敬意，感动至深。

生物观察的经典手记　认知世界的细致入微

——《细胞生命的礼赞》

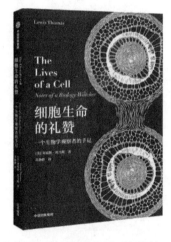

美国科学院院士刘易斯·托马斯（Lewis
Thomas）是一位医学科学家，曾被誉为"现代
免疫学和实验病理学之父"。1971 年，《新英
格兰医学杂志》的主编邀请他为该杂志撰写名
为"生物学观察者手记"的专栏，每月 1 篇。
1974 年，他将其中的 29 篇随笔结集出版为
《细胞生命的礼赞》一书。该书一经问世便好评
如潮，当年就荣获美国国家图书奖。托马斯是
一位学术造诣高深之人，更是秀出班行的观察
家。他自诩为一位生物学观察者，总是以一种意想不到的独特视角敏锐地
观察芸芸众生，该书中收录的所有文章都出自他的观察手记。身为医学大
家，托马斯的文学功底令人惊叹，他如诗人一般描绘了自然界的诗意，以
睿智的视角捕捉到自然界的谐趣，洞悉了大自然中无处不在的共生关系。
这些文章所涉及的内容包括生死，人间，地狱，民主和自由的社会设计，
水獭、金鱼和疣子，疾病，思维，诗词，语言学及标点符号等。他似乎有
一把神奇的刻度尺，丈量的范围几乎无所不包，从外太空到深海，从分子

到思想，从细胞器到物种，从语言学到有机体，从音乐到社会关系，从自然生态到学术生态。该书讨论了科学、环境、生物、人类甚至宇宙，在免疫学、社会学、生物学和语言学等各领域之间不断穿梭，他既能见微知著，又能化整为零，博学却不显卖弄。饱含诗意的文字背后，无不透着作者的哲思，即地球上的万物是彼此相连的，地球也是一个细胞，所谓的一个细胞便是这个世界。该书中没有晦涩的语言、华丽的辞藻，唯有质朴的表达，但海量的双关、类比和隐喻信手拈来，如行云流水，一气呵成，处处透露着科学家的严谨、缜密和幽默。尽管该书问世已近半个世纪，但在当下信息爆炸的时代，托马斯的许多远见卓识仍不失针砭时弊之功效，依然能发人深省，值得一读。

生物观察的经典手记

托马斯不仅对生物进行了细致入微的观察，而且有着精美的文学描述。他指出，人体的细胞不再是使我们生长发育成人的纯种实体，而是比人类想象的还要复杂的生态系统，地球上生命的同一性比它的多样性更令人吃惊。最让我们不安的是，蚂蚁、蜜蜂、白蚁和群居性黄蜂，它们似乎都过着两种生活。它们既是一些个体，做着今天的事而看不出是否还想着明天，同时又是蚁冢、蚁穴、蜂巢这些扭动着、思考着的庞大动物体中细胞样的成分。白蚁更神奇的特点是随着队伍的壮大，智慧似乎也在增强。托马斯认为，正是由于这一层，我们才最希望它们是异己的东西。我们不愿看到，可能有一些集体性的社会，能够像一个个生物那样进行活动。即使有这样的东西，它们也绝不可能与我们相关。无论怎么说，这些东西还是存在。蜜蜂同时过着几种生活：既是动物，又是动物的组织、细胞或细胞器。在生物学上，从无序中理出秩序的是膜。在我们生存的世界上，只有膜才能处理这样的事务。地球活起来之后，它就开始构造自己的膜，其基本的目的就是处理太阳能。地球是世界上最大的膜，它看上去就是一个有组织的、独立的生命体，满载信息，以娴熟的技巧操纵着太阳。正是膜在生物学的素乱中厘清了意义，一个人才得以获得能量，保存能量，准确地按需储存能量，然后把它按照比例定量地释放出来。每一个生命集合都徘徊在太阳能的流动中，从太阳的代谢物中攫取能量。为了活着，一个人必须能够与稳态抗争，维持不平衡的状态，积聚能量以抵抗熵的增加。托马斯认为，地球非常像一个单细胞，地球的彩色照片比外面的任何东西都更加让人惊叹：我们生活的地方是一座蓝色的屋子，是我们自己吹出的一个气泡。外层天空漆黑一团，令人惊骇，那是一片开放的乡野，让人不由得想去探索一番。地球为我们呼吸，它也保护了我们的福祉。

认知世界的细致入微

托马斯一直关注自然界和人类社会中的共生、依存和合作现象。他指出，世上有无数种植物和动物的结合体，其中大多数生活在海洋里，由绿色植物细胞为动物提供碳水化合物和氧气，而自己获得一部分能量作为回报。细胞融合现象是这一倾向中最简单、最壮观的表现，这是最违反生物学规律的一种现象，并且违背了19世纪最基本的神话，因为它否定了生物特异、完整和独立的重要性。只要有可能，在适宜的条件下，无论人还是动物、鱼、鸟或虫，任何细胞在与其他细胞接触的情况下都会与之融合。单个彼此分离的细胞凑到一起构成原生动物，而最终形成玫瑰花、海豚及人类，或许最终还会证明生命体融入群落，群落融入生态系统，生态系统融入生物圈，也是同样的趋势。我们已经普遍承认，人类并不是大自然的主人。我们对其他生命的依赖与树叶和鱼并无二致，我们是大自然的一部分。人类作为地球上的大型后生动物，提供能量的是居住在细胞内的共生微生物，遵从的指令来自可能追溯到最古老的膜性生物的核酸带，传送信息的神经元与地球上的其他生物基本无异，其结构与乳齿象和地衣相同，其生命的维持离不开太阳。我们既非主人，也非操纵者，我们把自己看作一种专司信息接收的能动组织，其功能相当于整个有机体的神经系统，这可能已是最好的图景。无论是否为大自然的主人，我们都不可能罔顾所处的生态系统而生活。我们要做的是维持自然面貌，保护野生动物，终止贪得无厌的技术，保护地球的完整。如果我们真的认为自己是自然界不可或缺的一部分，这也意味着我们看待彼此的态度需要有一番根本的改变。我们最为忧心的环境将一定是我们自己，我们将从自己身上发现神奇和快乐，过去我们是从大自然的其他部分来寻找。我们有着生物高度分化所伴生的脆弱性和易感性，甚至可能会把自己当作濒危物种，掀起一场保护人类的运动。

自然科学的本质探究

托马斯指出，科学作为人类行为的表现，其本质存在盲目性，一个人永远无法预知何时能从寻常事物中发现新鲜事物。当我们从科学中遴选有价值的新事物时，我们也不断地发现，有些活动似乎需要有更好的控制、更高的效率、更少的不可预测性。我们想要少花钱赚取相应的收益，并且按部就班、有条不紊地经营科学事业。在理想状态下，科学活动存在某种近似无法制约的生物学机制，这一点是不容忽视的。只有当科学摆脱最初由震惊带来的动荡，才能找到问题的解决之道。科学事业的安排，必须使惠及所有人的智慧和想象力成为可能，但这更像一场博弈，而不是系统的事业。科学的高光时刻都不过是顿悟的、偶然的、无法解释的奇想和直觉，即所谓科学的好点子。科学最神秘的一面还是研究科学的方式，不是所谓的常规，不是用常人想不到的方式拆分组装，更不是建立所谓的关联性，而只是指日常中的细节与操作方法。科学研究诚然有趣，却不如终极奥秘那样令人着迷，它正是我们投身科学、埋头苦干、孜孜不倦的原因。从事科学研究的人无不深陷其中，毫无闲暇，只得倾其所有，殚精竭虑。科学研究有时看起来似乎是孤独的，但却是人类活动中最不孤独的活动，没有任何其他活动具有如此高的社会性、集体性和依赖性。科学的热门领域就像一个巨大的智慧蚁穴，每个人几乎都淹没在后浪推前浪的滚滚洪流之中，他们各自携带着信息挤来挤去，光速般地彼此传递着信息。科学活动具有某种侵略性，但与其他侵略行为不同，因为它不以破坏为目的。科学活动在进行过程中给人的观感类似侵略：瞄准它，暴露它，抓住它，它就是我的了。就其本质而言，它更像一种原始的角逐，但到头来并没有伤害什么。

人类疾病的真知灼见

托马斯认为，人类疾病的肇事者是一群有组织的、现代化的"魔鬼"，其中稳坐军中大帐的便是细菌。疾病似乎是不可避免的，是人类的自然状态。假如我们成功消灭了一种疾病，那么总会有一种新的疾病环伺在旁，等候取而代之。事实上，细菌致病的频次是非常低的，而且只涉及较少种类的致病菌，考虑到地球上细菌数量之多，这种现象看上去似乎有点儿古怪。疾病通常是共生谈判无果所致，是共生双方的一方或双方越过了边境线，是对生物界中边界协定的误解。对大多数细菌来说，致病性也许反倒是它们的劣势，它们所要冒的生命危险比我们的危险更大。任何生命似乎都是以死亡为代价换来的，正如一个细胞换一个细胞。当我们认识到这是一个齐头并进的过程，了解到我们是彼此陪伴、殊途同归时，也许会稍感宽慰。他认为疾病也有可能是身体免疫系统的一种有缺陷的反应，而不是外来病原体的入侵。炎症不单纯是身体的防御机制，也是身体给自己造成的一种不自在。当出现炎症时，各种防御机制可能出现互不相容的局面，造成的后果常常是对宿主的损害大于对入侵者的杀灭，导致出现生物学上的事故。炎症与免疫机制的强大设计，一定是为了让我们彼此分离。托马斯坦言，人类远不如我们身上的肝脏等器官聪明，人体的禀赋注定了我们没有能力替器官做出决定。不管它们干什么，没有我们的干预，它们都会做得更好。托马斯认为，信息是我们的能源，为我们提供驱动力，通常我们输出的信息比接收的要多。信息流基本上是单向的，我们都着迷于以尽量快的速度输入信息，但缺乏回收信息的认知机制。在我们获得关于至少一种生物真正完整的信息之前，先不要急于采取进一步的行动。

鲜为人知的动物世界

托马斯介绍了动物世界中许多鲜为人知但又引人入胜的知识，如嗅觉灵敏的狗不仅能凭气味追踪一个人，还能分辨出载玻片上指纹的气味。即便 6 周之后气味变得更淡，它依然能记住这些载玻片，并能将其从其他载玻片中辨别出。另外，狗能嗅出同卵双生子的身份，并且可以寻索两人中任意一位的踪迹。1 只野兔大约有 1 亿个嗅觉感受器，而且这些感受器细胞以恒定的、快得惊人的速度更新。群居性昆虫聚居成群后，会不同于它们独居或成双成对时的样子，而是会发生质变。单个蝗虫是安静、审慎、固着的动物，直到足够多的蝗虫摩肩接踵地紧挤在一起时，它们就会振动，嗡嗡叫，于是便轰然起飞。放在一起的白蚁会变得越来越友好和活跃，但没有产卵和交配的意向；相反，它们会缩减摄水量，注意自己的体重，其飞行肌肉内的线粒体代谢活动将增加。最具群居性的动物只能适应群体行为，离群之后的蜜蜂和蚂蚁，除了死亡别无选择。与其说蚂蚁是独立的实体，不如说它像是组成某种动物的部件。它们是活动的细胞，连接彼此的是致密的结缔组织，它们在由其他蚂蚁组成的树枝状网络中循环。蚂蚁群中的个体每天死亡 3%～4%，大约 1 个月之内，一代蚂蚁就会销声匿迹。除了人类的城市，白蚁的巢穴大概算是自然界中最庞大的建筑了。蚁穴的内部如同一座三维迷宫，里面配有旋转长廊、回廊和穹顶，通风良好，冬暖夏凉。其中有的大洞穴作为真菌农场，白蚁靠它们获得营养补给，也许还会用它来取暖。一般而言，蚁穴可续存 60 年之久；若无天灾，则永世不坏。托马斯指出，人类的集体行为恰恰是我们最神秘的地方。在理解人类的集体行为之前，我们不可能造得出和自己一样的机器，而我们现在连接近理解都谈不上。我们需要一切失败、挫折的机会，最重要的是，我们需要大脑保留绝对的不可预测性和完全的不确定性，只有这样才能一如既往地对所有的可能选择保持开放的态度。

遥遥无期的征服之路

如果从物理学的角度来看，人类存在的统计学概率低得吓人，我们的本性是违背概率论的。整个宇宙之间物质可预测的常态便是随机性，是某种灵活的稳态，构成物质的原子与粒子呈现为无序的分散状态。与此形成鲜明对比的是，我们具有组织完好的结构，每一条共价键上都有左右流动的信息。真正出乎我们意料，令我们错愕、大跌眼镜的总是那些突变型的出现。人们普遍承认，生物学的研究进展绝对成绩斐然。但面对同一时期医学的进展，公众的态度却有所保留，甚至是大打折扣，喜忧参半。基础科学一开始需要的就是高度的不确定性，否则就无法称之为重要问题。尽管新知识层出不穷，但有些疾病依然无法被攻克，既没有让人满意的解释，也没有令人满意的治疗手段。实际上，基础科学的研究进展和应用新知识解决实际问题之间有着相当明显的差距，生物医学还远未达到普遍适用于疾病机制的阶段。医学行业自诞生以来就一直深陷一个陷阱中，自从人猿相揖而别之后，我们就一直痴迷于凡事都要试一把的己见，罔顾希望多么渺茫，成功的概率有多低，单凭经验或一腔热血，结果一次又一次地证明此路不通。一代又一代充满热忱和想象力的研究者殚精竭虑，一生都致力于研究这些问题，所谓现代医学始自抗生素时代的说法，实则忽略了此前浩如烟海的基础研究。无论怎样，需要营造一种气氛，即犯错误的不安感是研究者在征服之路上的正常心态。应该理所当然地认为，成功的唯一途径就是摆脱约束，驰骋想象，特别要大胆承认有些事可能性极低，甚至几乎是不可能的，但同时又是真实的。托马斯坦言：时至今日，我们距离真正解决问题还有很长的路要走，需要经过漫长的岁月，付出更多的辛勤努力。如果前景果真如此，那么对于任何加速进程的方法，都必须给予开放的胸怀和谨慎的考察。

人类进化的艰辛之旅　基因揭示的漫游地图

——《人类的旅程：基因的奥德赛之旅》

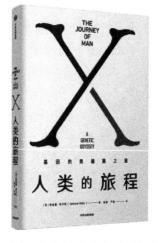

"我们从何处而来？"这个人类面临的终极问题，曾让咿呀学语的孩子好奇，也让人类的祖先创造出无数试图解释的神话：女娲造人，上帝创造出亚当、夏娃……我们的身份、人类和世间万物的关系，都源于此。对这个问题的刨根问底，促使人们殚精竭虑地掘地三尺，寻找考古证据；或是皓首穷经地仔细剖析语音，寻找语言所传递出的蛛丝马迹。随着科学技术的进步，我们已知人类的 DNA 密码中似乎藏着这个问题的答案，或许能为我们答疑解惑。在《人类的旅程：基因的奥德赛之旅》一书中，美国遗传学家斯宾塞·韦尔斯（Spencer Wells）带领我们追根溯源，求证真相。该书的内容包括：形形色色的猿、合众为一、夏娃的配偶、滑开、突飞猛进、主干道、石中血、文化的重要性、终极大爆炸等。韦尔斯凭借深厚的学术造诣，带领读者从他所从事的遗传学领域出发，借助古生物学和气候学的研究成果，从西伯利亚的荒野到澳大利亚的海滩，寻觅现今地球上每个人的共同祖先。通过遗传标记物的分析，我们将会与被他视为亚当、夏娃的共同先祖在数万年前的非洲相遇，追随人类一路走出非洲的漫漫征途，并通过旁征博引的基因研究成果，描绘出人类迁徙的漫游地图。除了讲述有关人类从非洲遍及世界的让人百听不厌的故事之外，韦尔斯还尝试回答困扰古人类学家的一些重大问题，并将自己的见解融于人类的历史和我们自身之间的关系之中，有助于重塑我们对自身的理解。该书兼具科学性与趣味性，作者清晰的描述、巧妙的类比，有助于读者厘清人类起源中错综复杂的头绪。对于非专业读者来说，该书的出版实乃一件幸事，值得所有热爱科学、对人类起源感兴趣的读者一阅。

人类进化的艰辛之旅

作为年轻有为的哈佛大学博士、斯坦福大学博士后、遗传学家、作家，韦尔斯发表过 30 多部科学著作，兼任美国国家地理频道《人·基因码之旅》的节目主持人。在该书中，他将遗传学专业知识和个人对历史的挚爱结合起来，为我们解开人类来源之谜。尽管学术界已对人是从猿进化而来的达成了共识，但在进化路线的细节上依然莫衷一是：究竟是不同人种起源于共同祖先，还是各自拥有不同的祖先？早期智人是人类的直系祖先，还是进化路线上的分支？随着科学技术的进步，尤其是从 DNA 双螺旋结构被发现以来，分子生物学技术的突飞猛进为我们提供了揭开历史谜团的有力武器。该书中记述了作者矢志不渝求证人类进化的艰辛之旅。韦尔斯带领我们穿过漫长的时空隧道，通过测定不同地区人群样本的 DNA 数据，对比其线粒体和 Y 染色体上所携带的突变情况，借助现代基因测序手段和合理的逻辑推理，辅以考古学和语言学的佐证，去一窥人类祖先的本来面目。韦尔斯指出，DNA 是一份历史文献，从生命起源到第一个自我复制的分子和我们阿米巴样的祖先再到今日，人类正是这 10 多亿年进化变异的最终结果。基因记录着那些揭示我们生命传承历史的环节和拐点，然而，传达这些信息的并非代码本身，而是我们在比较来自两个或两个以上个体DNA 时所发现的差异。人类遗传代码的相同部分，对于我们的历史没有任何意义，生命传承的故事正在于那些差异，这才是我们要研究的重点。韦尔斯以雄辩的事实再次证明：现代人类起源于非洲，所有现代人有着共同的祖先。因此，没有人在种族上高人一等，人人生而平等。该书论述的虽是晦涩难懂的高深科学问题，但作者凭借高超的写作技巧，成功地将复杂的科学问题变得通俗易懂，使其成为一本出色的科普佳作。掩卷遐思，作者正是通过深入浅出、引人入胜的描述，使自己深刻的见解跃然纸上，为读者带来轻松愉悦的阅读享受。

基因揭示的漫游地图

韦尔斯认为，人类迁徙的历史是一部生物史、考古史、习俗史和语言史。人类的好奇心驱使我们一直想知道自己的祖先是谁，他们居住在何处，过着怎样的生活，这些问题的答案就埋藏在我们的遗传代码中。通过基因的图谱追溯，现代人找到 5 万年前共同的非洲祖先。正是这些代码使我们成为独一无二的人类，也使我们成为独具特色的个体。与其说该书涉及人类的起源，不如说它与我们作为一个物种所经历的旅程相关：从非洲的出生地到地球的每一个偏远角落，从现代人类的最早形态到今天乃至更久远的未来，贯穿始终的论点是遗传学为我们提供了一幅人类的漫游地图。韦尔斯坦言，科学家所追踪的旅程主要是由男性完成的，正是从亚当那里通过父系血缘传承下来的 Y 染色体，具有在群体间更为明显的差异频率，使其成为我们破译这段旅程最锋利、最好用的工具。韦尔斯向我们展示的是一部根据事件的时间顺序组织起来的科学侦探故事，他告诉我们，现实的照片反映了如今人们实际的生活方式，而我们对遗传历史的了解是从生活在当下的人的血液中所推断出来。基因变异对于人类多样性的研究非常重要，因为确实是基因的变化导致了进化。就最基本水平而言，进化只是物种在一个长的时间段里基因组成的改变而已。DNA 标记能为人类占领世界的每一个角落提供细节，DNA 研究项目试图达成的目标是为生活在当下的每个人恢复一幅全球性的各自迁徙版图，以描述他们是如何到达现在的位置，他们的旅程是怎样的。因此，正是他们鲜活的基因给予了我们线索，我们每个人都随身携带着自己内在的个人历史，我们只需要学习如何去阅读它。距今1万年以前，除了南极洲外，人类已经占领了地球的每一块大陆。仅仅4万年，我们的祖先从东非启程，勇敢地征服沙漠，翻越高山，跨过远东地区冰天雪地的冻原，直到抵达南美洲南端的火地岛。旅途中支撑他们的是人类独有的灵性，他们完美地适应了与其非洲出生地大相径庭的生存环境。作为一位对历史充满激情同时兼具数学天赋的遗传学家，韦尔斯拥有非凡的洞察力。他将历史研究与计量方法结合起来，为我们提供了一种时光机器，这种机器使我们能够依靠生活在今天的人重现昔日的种种故事。此外，对作者而言，有机会重走一趟难得的人类之旅，有幸与来自世界各地的人相遇，和他们共同探讨这些科学研究的最新成果，无疑是一种深刻而美妙的体验。

进化本质的深刻见解

韦尔斯认为，科学本应具有的天性是人类探索自然规律的工具，是战胜谬误、追求真理的利器，而不应是政治的工具，更不应是制造歧视和偏见的手段。他以遗传学、体质人类学、考古学与语言学为线索，厘清了农业社会为何兴起，相距千里的地方语言为何相关，以及人类是如何遍布全球的多个重大问题，总结了人类群体的遗传学研究历史。从达尔文在"小猎犬号"甲板上亲眼所见的人类多样性所带来的疑惑出发，截至基于不同的政治与社会目的，许多为族群差异分出高下所进行的尝试。韦尔斯指出，人类所有的线粒体DNA均来自一位妇女，推测她可能生活在距今约20万年的非洲。虽然没有人类的记载，但遗传数据的美妙之处在于，借助科学技术客观地勾勒出人类的祖先由非洲逐步挺进欧亚大陆和美洲的清晰路线。从生物学角度来看，人类拥有共同的历史，每个人的身体都携带着其中一部分。在族群内，我们能够找到将近85%的人类基因差异，另外7%的基因差异可以在同一族群下稍有不同的群体中找到，不同的族群间只有

8%的基因差异存在，而 Y 染色体提供了人类迁徙史上最为精华的部分。因此，人类 DNA 的共性远远超过其中的异同，既没有北京猿人是祖先的神话，也没有什么优于其他种族的特性，那些不同只是祖先在生存迁徙过程中的进化痕迹。韦尔斯指出，依赖经验传授和后天学习而不是依赖生物本能来生存，是人与其他动物的重要区别之一。严酷的环境不允许人类心存侥幸，自然选择只会青睐那些智力强大到足以在恶劣环境下得以生存的幸运儿。因此，人类生命早期阶段的大部分时间都在学习。我们越年长，积累的知识和经验就会越多，也就越有可能帮助我们的后代从这些经验中获益。在当今世界，基因的地域特征正在被逐渐融合，人们可以记录自己的历史，可以和任何种族的人繁衍下一代。由于技术的爆炸，人类融合将继续加速，语言多样性消亡的态势表明人类的混杂正在加速推进，对基因史的研究来说，这种混杂将会是我们探求之旅的最后一站。只要你愿意，每一个个体在这段历史中都可以有自己的心灵和生命。

历经磨难的传奇人生　过敏知识的全面科普

——《过敏的人生》

　　我们每个人的一生中，几乎都有过敏的经历，很多人似乎见怪不怪，因为这些过敏大多只会给我们带来不适和烦恼，并不会威胁到生命。然而，对有些人而言，对某些食物过敏可能会"一剑封喉"夺取其性命，美国作者桑德拉·巴斯莱（Sandra Beasley）就是其中的典型代表。在巴斯莱上小学四年级的时候，一位营养学专家曾断言：她的人生经历看起来根本不符合"适者生存"的法则。尽管她的成长之路充满艰辛，但巴斯莱不仅生存

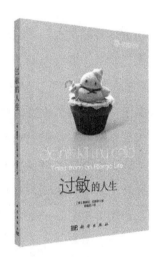

了下来，而且生活过得异常精彩：她是一位散文家、编辑、多次获奖的著名诗人，在《华盛顿邮报》上开设有散文专栏。在历经磨难的成长之旅中，她被世界温柔以待，学会如何在现实生活中游刃有余，避开潜伏的各种危险。《过敏的人生》一书所记述的就是她险象环生的真实生活。带着坦率机智及记者的好奇心，巴斯莱不仅记述了自己的经历，还全面介绍了科学、文化和社会学中的过敏状况。她诠释了什么是过敏，讲述了一个家庭如何重新团结起来并生活下去，还回顾了过敏如何妨碍了她的罗曼史，揭示了常用抗过敏

药苯海拉明不为人知的阴暗面，还提醒父母与学校应当密切配合来保护过敏体质的儿童，以及各种过敏人群如何在餐厅里抗议的细节方法。这是一部引人入胜的回忆录、文化史和科普佳作，是上千万在世界上摸索的过敏家庭不能不读的生活指南，也是大众不应错过的文学佳作。对医务工作者而言，巴斯莱从患者视角提出的深刻见解，有助于构建更加和谐的医患关系。

过敏知识的全面科普

在这本类似个人自传的作品中，巴斯莱的话题涉及过敏的多方面知识，包括对自己童年生存的记忆、初恋时刻骨铭心的死亡之吻、花生过敏导致的美国社会大恐慌、通过参加学术会议所了解到的医生的真实想法等。她坦言：过敏是个因人而异的"怪兽"，与其他综合征不同，它们是基于诱发因素进行分类的。过敏广泛存在，同时也经常被误诊，一个人的佳肴可能是另一个人的毒药，一个人的救命药丸可能是另一个人的砒霜。尽管我们认为过敏非常常见，但医学上对于过敏的成因、控制与治疗却知之甚少。美国最常见的 8 类过敏食物是奶、蛋、花生、坚果、鱼、贝、大豆及小麦，超过 90% 的过敏是由这些食物引起的。已知的过敏原共有约 160 种，玉米和芝麻是两种越来越常见的过敏原。最不容易引起过敏的食物是香蕉、西葫芦、土豆、豌豆和火鸡等。儿科医生所面临的都是多重食物过敏症的患儿，如果孩子对牛奶过敏，那么大豆制品是最好的取代物。对于素食主义者来说，需要关注一下自身摄入的钙和蛋白质是否充足。研究显示，对坚果过敏的人对多种坚果都避之不及。花生过敏的阈值是一粒花生的 1/10，干烤要比水煮花生更容易引发过敏，通过精炼花生油可以去除其中导致过敏的蛋白质。中国与美国的花生消费总量相当，但是以蒸和煮为主，所以过敏的发生率偏低。随着美国对花生过敏情形的剧增，花生禁令蔓延开来。除了过敏性休克之外，巴斯莱还介绍了各种各样的食物不耐受，其中最引人关注的是乳糖不耐受。很多人与餐厅或酒店工作人员交流的时候将其描述为"食物过敏"，但其实那不是过敏，只是人体缺少某种酶而不能消化牛奶中的糖，从而引起腹痛。

五味杂陈的艰辛人生

与其他 1200 万美国人一样，巴斯莱对许多食物过敏。她的过敏原包括奶制品、鸡蛋、大豆、牛肉、虾、花生、黄瓜、甜瓜、白兰瓜、杜果、坚果、旗鱼、芥末，还有泥土、灰尘、草、花粉、烟、狗毛、兔子毛、马、羊毛等。毫无疑问，她不得不过着"过敏女孩"的生活。哮喘是她过敏最常见的症状，从小她的钱包就必须足够宽，能够放下一支肾上腺素注射器；必须足够深，能够放下缓解哮喘的吸入器；还必须有拉链口袋，能够放下苯海拉明。当黄油令其致命，鸡蛋让嗓子肿胀，那么蛋糕和其他小孩爱吃的东西对于她来说就是个灾难。她的妈妈不得不反复提醒来访的客人，千万别给巴斯莱小蛋糕吃，因为这样无异于"谋杀"小寿星。每当庆祝生日之时，吃过蛋糕的任何人对巴斯莱都应遵守不亲吻、不拥抱、不触碰手或嘴唇的戒律，否则就会给她带来荨麻疹或更糟糕的症状。在她参加的 20 多次婚礼中，有超过 12 次以过敏反应而告终。她回忆道：当我走进任何一间厨房，都可以轻而易举易地发现不少于 15 种我吃了就会死的食物，都不需要去水槽底下找下水道清洁剂。对任何一个有严重过敏反应的人来说，都不会蠢到想要承受嘴唇麻木、喉头水肿、费劲地吞咽、抽筋等病痛而不抵御甜食的诱惑。没有人想被自己的唾液噎死，有些时候我的朋友们会开玩笑，如果我想自杀的话，我的选择是有史以来最美味的"吃巧克力吃死！"他们大声叫喊"吃冰激凌吃死！"巴斯莱指出，有食物过敏的人，不得不成为周围人生活方式的守卫者。不得不对他人的卫生习惯谨小慎微，而且永远不可能放松警惕。女性时尚杂志强调好的关系之间会有"化学反应"，但对于巴斯莱而言，不只是谨慎的品质和习惯，还是激素、信息素和各种要素的短暂混合。巴斯莱指出，粘在早餐盘子边缘的剩煎蛋、烤盘上的黄油油脂都有可能是过敏的"杀手"，你永远无法预料哪里潜伏着什么食物。但是对食物过敏的人不能成为牺牲品，无论好坏，我们只是在用一种稍微不同的方式体验世界。该书所记述的就是关于作者战胜死亡而活着的真实且感人的故事。

了解病患的最佳教材

巴斯莱指出，食物会引起儿童与青少年致命的过敏性反应，美国每年69%的意外死亡受害人都处于13～21岁。研究显示，对食物过敏之人，生活中所面对的最困难的部分就是"社交孤立"，而父母的最大难题是"对死亡的恐惧"。所有在求学时发生的意外死亡事故，明显都与肾上腺素注射延误相关，最短的延误也长达20分钟，平均注射前延误时间为75分钟。针对患者的过敏，有些家庭是根据过敏反应来进行判断的，一次插曲就会进行一次生活方式的改变，这也许就定义了一年的时间。但巴斯莱不是根据"确诊的过敏反应"，而是根据"自己起了反应"来判断是否过敏的，也许频率快到每周一次，试错法已经是她生活的方法。巴斯莱认为，美食是用爱的过程来为食材增光，无论是爱自己，用好瓷器来吃简洁的食物，还是爱坐在桌边的另一个人。不是什么铁石心肠造成了伤害，仅仅是粗心大意就会带来危险。过敏者无法在处理食物过敏的时候摆脱对疏忽的审判，每次冲突都是脸颊上不可否认的一道荨麻疹。接吻这种表达简单感情或热烈欲望的方式，最近被发现是传递食物过敏原的载体。因此巴斯莱提醒过敏的青少年，必须告诉自己的朋友们，如果他们和谁约会，就要告诉亲近的人自己的过敏情况，以确认他们不会接触到坚果或花生。已过而立之年的巴斯莱已经积累了很多过敏者的生活诀窍，针对过敏，巴斯莱给出最简单的指令就是，如果你的致敏原在某个地方的饮食中普遍存在，那最好不要去那里冒险。尽管她从来不假定这个世界以"让我安全"为中心，人们还有其他更重要的事情去劳心费神，但她认为自己的工作是专注于在这个世界里谋求安全。

患者视角的学术会议

作为求知欲强且业精于勤的患者，为了更好地认识自己的疾病并了解最新的有关过敏的研究进展，巴斯莱直接注册参加美国有关过敏的专业学术会议。一直以来，医生都在给予她专业上的建议和保护性的关爱。她想知道没有患者的时候，医生们对于未来过敏的治疗有何高见。在学术会议上，她得到了困惑自己已久的多个问题的答案，自认为收获颇丰。她不仅了解到过敏研究的来龙去脉，如 1906 年奥地利医生皮尔凯在研究天花与结核时首次使用了"过敏"一词，1943 年人类发明了最早的抗组胺药之一苯海拉明。苯海拉明的每日最大服用安全剂量是 300 毫克，超过这个剂量就会引起耳鸣、瞳孔放大、脸红、产生幻觉、眩晕等症状。医生建议任何被诊断可能有过敏发作的患者均需随身携带注射器，在最急性的发作中，患者可以先用肾上腺素笔或注射器给自己注射一针，再接受其他医疗服务。在医生的世界里，认为食物过敏的倾向会遗传，对于过敏的原因短时间内不会有定论，因此重点也放在了对现有食物过敏症的治疗上，多数人相信脱敏是治疗的关键。巴斯莱坦言，100 次中的 99 次，在与很多人共处一室时，她是唯一在思考食物过敏的人；但在学术会议上，与会者不但认真思考食物过敏的问题，而且会把它当成职业奉献于此。参加学术会议让她倍感兴奋，同时深感敬畏。

医学奥秘的探索之旅　病者生存的辩证之思

——《病者生存：疾病如何延续人类寿命》

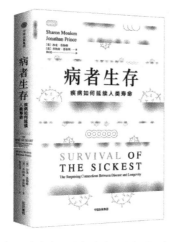

美国作者沙龙·莫勒姆（Sharon Moalem）和乔纳森·普林斯（Jonathan Prince）在《病者生存：疾病如何延续人类寿命》一书中，从人类进化的独特视角分析了疾病的病因，其独辟蹊径的研究和解释，完全颠覆了笔者对于疾病的固有看法。这本生物医学科普读物，通过许多令人饶有兴趣的例子，诠释了一些我们之前从来不曾想过甚至也不会关注的问题：糖尿病是人类挺过冰河期的秘密武器，日光浴能降低胆固醇，母亲在怀孕初期食用垃圾食品会导致婴儿更容易出现肥胖症等。通过对这些琐事的刨根问底，其答案令人瞠目结舌。借助最先进的医学研究成果，科学家发现许多疾病的病因都存在于人类的遗传密码之中，这些划时代且令人惊奇的医学发现，从全新的视角解读了疾病与生命之间的关系，解答了潜藏于无数疾病背后的谜团，证明人类与疾病唇齿相依。该书作者坦言：在人类与疾病这场旷日持久的博弈中，可能并不需要赢家，应该思考如何通过与自然环境和谐共存以延续人类。我们不仅要知道身体出了什么问题，如何应对，更希望发现进化背后隐藏的秘密，去探寻为何某种情况或某种传染性因素会不期而至。该书作者相信，该书中的答案定会让读者惊讶不已并恍然大悟，其最终目的就是想带给所有人一个更长寿和健康的机会。

医学奥秘的探索之旅

该书作者旨在探寻人体宝贵生命的奥秘，为读者解答我们如何降生于此，将何去何从，以及将有何作为。它带领我们探寻有趣的医学知识，走进这个神话般的世界，涉及冰冷无情的铁、鲜红的热血与漫天的冰雪，作者力求将所有的答案循序渐进但又不循规蹈矩地向读者娓娓道来。该书中探讨的问题包括补铁的误区、血糖里隐藏的秘密、胆固醇升高的益处、植物与人体的密切相关、表观遗传学的知识、微生物与人类、人类基因库等。该书作者指出，通过对遗传基因的优胜劣汰，进化给予我们生存或繁殖的优势，这就是自然选择。自然选择的基本原则是：如果一种基因威胁到生物体的存活和繁殖，将不会被遗传；反之，如果一种基因有助于生物体更能适应环境和繁殖，将可能被遗传；越是显现出优势，产生它的基因在基因库中就传播得越快。

阅读该书之前应摒弃一些先入为主的观念。第一，我们并不孤单，数以千计的细菌、昆虫、真菌等始终陪伴在我们周围，消化系统中也充满了数百万的细菌。第二，进化不会自行发生。生物最基本的需求就是生存和繁殖，当生物试图提高生存和繁殖的概率时就会发生进化。生物体之间的相互作用并非是对进化产生影响的唯一因素，它们与地球的相互作用同样重要。第三，尽管从本质上来看，癌症是基因突变引起失控的细胞生长，但基因突变绝非一无是处，突变就意味着变化，有害突变会导致物种被淘汰或死亡，有益突变则会使新的性状得到进化。第四，DNA 不是宿命，而是历史的见证者。尽管遗传密码对生命的形成有一定的塑造作用，但它并不能决定一个人的命运。人的生命只有一次，希望与历史可以和谐共生；而当历史与变化和谐共生的时候，进化便应运而生。阅读该书时，你将重新审视那些生活在我们这颗神奇星球上绚丽多彩的生命体，对自身与周围环境了解得越多，就越能掌控自己的命运。

莫衷一是的放血疗法

人体与铁的关系非常复杂，尽管铁对人体健康来说必不可少，但绝非多多益善。铁元素能够帮助几乎所有细菌毫无障碍地繁殖，也有助于癌细胞的生长，所以机体也在试图限制铁元素的可用性。在特定人群中，铁元素含量越高，感染瘟疫的可能性就越大。很多流浪难民尽管身患贫血症，并且反复遭受疟疾和结核病等多种致病菌的侵袭，却未见明显的感染迹象，正是其体内的缺铁状态对抵御感染所发挥的作用。西欧人的后裔中血色素沉积症是常见遗传病，超过30%的人带有遗传基因。血色素沉积症是一种引起铁在体内沉积的疾病，当体内铁沉积过多时就会损伤胰腺和肝脏。人体为什么要保留这种基因，让我们在步入中年时因体内的铁沉积而死亡，那是因为它能保护我们免受特定疾病的伤害。这种基因突变最初可能是机体的一种保护机制，为改善生活在恶劣环境中营养不良的人群体内缺铁而逐步形成。如今，我们对身体、铁元素、感染以及相关疾病之间复杂的关系有了更加深入的认识。

该书作者指出，由于表观遗传标记会代代相传，因此那些对我们有害的东西最终可能也会贻害我们的后代。人体内铁的状态曾是映射死亡率的一面镜子，最早的放血疗法出现在3000年前的埃及。现代医学对放血疗法始终持有怀疑，并列举了其诸多的不足之处。最耳熟能详的案例就是华盛顿总统患咽喉炎，在24小时内接受了4次放血疗法，导致他因失血性休克而死亡。新的研究表明，放血疗法并非一无是处，它是减少体内铁负荷最有效的途径之一，是治疗血色素沉积症的首选方法。该书作者列举其祖父热衷于献血的行为，实际上是在治疗他的血色素沉积症。适度放血可能还会产生有益的效果，人们正在设法将这种曾经被摒弃的古老疗法作为对抗心脏病、高血压和肺水肿的辅助手段。因此，医学研究需要以史为鉴，严谨慎行，毕竟科学界目前无法解释的现象要远比已经攻破的难题多得多。正如先哲所言：那些企图杀死我们却始终未能得逞的东西，反而会让我们变得更加强大。

病者生存的辩证之思

按照已有认知，进化本该是优胜劣汰的过程，为何如此有潜在危险性的致病基因能遗传至今，该书作者认为，生命本就是一种妥协。进化的过程虽然很了不起，但它并非十全十美，每一次的适应都可能是多个物种间的一种妥协。一代人的进化解决方案很可能是另一代人的进化难题，当环境突然发生可能导致种族灭绝的变化时，自然选择便会直奔那些能够提高生存概率的遗传性状而去。例如，糖尿病与寒冷有着深层次的关系，天气寒冷的地区糖尿病患者明显增多，这是由于为对抗寒冷，人体通过排除水分迫使血糖水平上升。现代人认为摄入过多的盐会导致高血压，非洲裔美国人的血压对食盐尤为敏感。正是奴隶贸易中海上漫长旅行创造了非自然的选择，使得他们体内贮存盐分的能力更强。而当这种能力和现代的高盐饮食相结合时，他们患上高血压的比例就会显著增加。具有镰状细胞性贫血或地中海贫血遗传倾向的人，对疟疾有着更好的自然抵抗力。适度暴露于阳光下，人体的皮肤会将胆固醇转化为维生素 D，它对于心脏、神经系统、凝血过程及免疫系统的正常工作至关重要，还可以抑制前列腺和其他部位（包括结肠）中癌细胞的生长。环境因素影响了基因的生成和表达，导致人类对药物和酒精产生耐受性。有关癌症的肇始，就是细胞的死亡永无期限，能够永无止境地复制下去。干细胞也是永生细胞，它们能够变成任何细胞，同时不会精疲力竭。

该书作者还对病毒与疾病之间的关系进行了全面诠释。疾病要面临的第一大进化压力就是对抗毒力，所有疾病的症状通常都是为了致病生物的传播和繁殖。霍乱是一种通过饮水传播的疾病，可以导致严重腹泻。

正如蛲虫引起肛门瘙痒和感冒病毒引起打喷嚏一样，霍乱引起的腹泻不仅是一种症状，而且是病原体回到水源的一种途径。病原体依附于宿主，才能周游世界，寻找新的宿主。这意味着它们至少需要宿主足够健康，能四处走动，由此可见感冒病毒是成功的进化者，它让我们难受但不至于卧床不起。因为它们需要我们挤地铁，坐公交，喷嚏连连，咳嗽不断，感冒病毒也绝对不会进化到置我们于死地的程度。但如果病原体不需要宿主四处走动就能传播时，事情就变得严重起来。疟疾和霍乱分别通过蚊虫叮咬与水源感染传播，不需要人的行动，因此其非常致命。如果我们能控制非人参与的传播途径（如保证水源健康），病毒的毒性就会慢慢减弱，朝着能让人自由活动的状态进化。在该书中，作者希望能为人们打开一扇窗，从而发现我们赖以生存的美好世界中那美丽、多样化而又相互交织联系的生命的本来面目。掩卷遐思，我们至少应该明白三件事：第一，生命处于一种持续的创造状态，进化就围绕在我们的身边，永远都不会停止。第二，世界上没有任何东西是孤立存在的，包括我们人类、动物、植物、微生物以及其他一切事物，始终都在一起发生着进化。第三，我们对与疾病之间的关系的认识比从前要复杂得多。毕竟，生命是一份复杂的礼物，我们不应该把自己的健康当成理所当然的事情，而应该怀着对生命的敬畏之心感激所拥有的这一切。

人畜之间的致命接触　鉴古知今的深刻反思
——《致命接触：追踪全球大型传染病》

新型冠状病毒肺炎的全球肆虐，不仅导致全人类的各种活动被迫按下暂停键，而且导致逾千万人的感染和超过 50 万人的死亡，让我们唏嘘不已。此时重温美国著名科普作家大卫·奎曼（David Quammen）的《致命接触：追踪全球大型传染病》一书，让人感触良多，作者当年充满睿智的深刻见解一语成谶。奎曼通过采访科学巨擘和参与科学野外考察，深入浅出地讲述了埃博拉、疟疾、严重急性呼吸综合征（SARS）、艾滋病等人畜共患传染病的故事。通过分析典型个案，从传染病暴发的线索中探寻规律。凭借多年的探访经验与实地科考体验，奎曼游刃有余地介绍了全球多种传染病的来龙去脉。年逾古稀的他不仅是妙笔生花的新闻记者，更像是一名神探，锲而不舍地探究疾病的起源。作为誉满全球的科学记者，奎曼并非专业的科学家，但他是专业的作家。他不仅对病毒相关的多学科知识了如指掌，还能将其融入引人入胜的故事之中，潜移默化地普及相关学科的基本知识。奎曼还以趣味横生的方式讲述了许

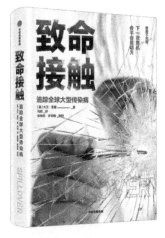

多重要的流行病学理论及其产生的背景知识。他指出，病毒的历史比人类还长，因此说我们才是地球生态的入侵者。人类侵入动植物的家园，虽然遭遇凶猛的野兽和恶劣环境的顽强抵抗，但日益壮大的人类还是前赴后继地所向披靡。掩卷遐思，这本好评如潮的科普名作，不仅介绍了多种已有传染病的知识，而且对了解当前的新型冠状病毒肺炎具有针砭时弊之功效。奎曼除了利用翔实的调查数据介绍多种疾病的病因与传播过程之外，还前瞻性地提出了令人深思的问题：下一场全球性疾病何时到来？

抽丝剥茧的敬业之旅

在这本 500 多页的图书中，奎曼回顾了人畜之间令人不堪回首的致命接触，所涉及的内容包括亨德拉病毒和马，埃博拉病毒和大猩猩，疟疾，SARS 病毒的传播，Q 热、鹦鹉热和莱姆病，病毒的生存法则，空中的宿主，艾滋病的传播等，并坦言所有的一切都取决于人类的行为。人类是一种相对年轻的灵长类动物，其第一例病毒性传染病是 1901 年发生的黄热病。人畜共患传染病是指动物传染给人类的疾病，其数量远比人们想象得多，艾滋病、流行性感冒等均归于此类，它们目前已经成为许多重要病毒传染病的主要根源。因为野生动物存在着带菌者，彻底消灭人畜共患传染病相对而言非常难。将这类疾病集中看待似乎更能证实达尔文的睿智之思，这是他所揭示的真理中最黑暗、众所周知但又不断为人所遗忘者，即人类也是动物，和其他动物在起源和繁衍、疾病和健康方面密不可分。回眸历史，尽管产生病毒的原因各异，疫情的暴发有着各种偶然因素的推动，但从某种角度来说也是必然。这是因为人类的过度扩张而导致世界失去了平衡，相比各种动植物的泛滥，人类才是真正的暴发。在最近几个世纪中，人类以其他物种无可比拟的速度增长，挤压了野生动物的生存空间，让它们身上携带的古老病毒有着与人类近距离无限接近的可能。对每一种所涉及的疾病，奎曼都会亲临现场，采访相关专家，参与野外科考。该书记述了科学家多项惊险的探索之旅：在中国网捕蝙蝠、在孟加拉国制作捕猴陷阱、在刚果围捕大猩猩，他们试图探访每一种疾病的发源地，以探寻人类大范围感染疾病的根源。尽管该书中的故事各有千秋，但窃以为最精彩的是有关 SARS 的那一章，许多细节笔者都前所未闻。奎曼是一位能将复杂科学问题抽丝剥茧却依然保留其完整性的大师，通过将科学调查的严谨性与悬疑小说的悬念完美结合，使该书成为一部引人入胜的科普佳作。

病毒传播的规律探究

奎曼指出，所有生物的基本生存规律都是优胜劣汰，病毒感染生物只是为了生存和繁衍。人畜共患传染病的病因大多为 RNA 病毒，它们高度进化，变化多端，适应力极强。RNA 病毒不仅数量多，而且突变率高，通过制造大量的病毒变种来弥补其容易出错、单一及不稳定性等缺陷，从而实现及早和频繁传播之目的。RNA 病毒复制极其迅速，倾向于制造急性感染，短期内的杀伤力很强，然后销声匿迹。RNA 病毒的适应能力较强，能够在宿主体内适应、隐藏且大量繁殖，有能力迷惑动物体内的免疫系统。当感染病毒后，生物体的免疫系统会本能地去清除病毒，病毒为了自保只能先下手为强。为了繁衍，病毒必须不断感染新的宿主。对病毒宿主的探究发现，贮存宿主作为携带病毒的主要"容器"，不会因为携带病毒而大规模灭绝，正是体内有抗体及相关作用机制，才能让它们与病毒处于完美的共存状态。而中间宿主指的是像果子狸、大猩猩等将病毒转移到人身上的宿主，它们或许也会被病毒感染而患病。病毒的传染性和毒性时刻相互影响，相互作用，在动态中保持平衡。进化可以降低病毒的毒性，使病毒与宿主趋向于"更加相互包容"的状态。在人类大规模暴发的流行病中，最主要的宿主是蝙蝠与猩猩。蝙蝠几乎是大型传染病的主要贮存宿主，已知 SARS、狂犬病毒、埃博拉病毒等都是通过蝙蝠感染人类。究其缘由，蝙蝠种类繁多，占所有哺乳动物种类的 25%；数量巨大，非常喜欢群居；它们有着非常古老的血统，大约在 5000 万年前就进化成现在的模样。蝙蝠作为先于人类存在于地球上的动物，与生俱来就携带了多种病毒。这些特点不仅有利于病毒的传播，而且导致了病毒的多样性。由于能够飞翔且具有较快的新陈代谢能力，它们能有效避开病毒的攻击，能够在地球的生态环境中与病毒"和谐共处"。由于与人类极其相近的生物性，黑猩猩是许多疾病的中间宿主，病毒不仅祸害人类，也不放过黑猩猩族群。埃博拉病毒就造成黑猩猩的大批死亡，而当地的土著居民因为举办宗教仪式或被巨大的利益诱惑，把携带病毒的猩猩带入人类活动之中，从而导致许多病毒接触人类后直接暴发。

鉴古知今的深刻反思

奎曼通过饶有趣味的动人故事，从科学的角度对人畜之间的致命接触进行了历史性回顾。从生态学角度来看，地球上最严重的一次生物数量大暴发就是智人数量的急速增长。如果一个群体生机勃勃，人口密度高，其中存在新发传染病的话，感染只是时间问题。1997 年就有专家预测到冠状病毒将对人类健康造成严重威胁，2003 年的严重急性呼吸综合征和当下的新型冠状病毒肺炎均被言中。就自然界而言，人是相对较新的物种，当暴露给病原体时，常常由于抵抗力弱而被传染。人类传染病的 60% 由动物所引发，如鼠疫、埃博拉、艾滋病等。反思我们的行为，人类侵占了过多的自然资源，除了导致物种灭绝，生态多样性遭到破坏，也给自己带来了无限的麻烦。从基因的角度来说，病毒也需要生存与传播，大量野生动物的灭绝迫使它们需要找到新的宿主，而数量庞大又喜欢群居的人类无疑是理想的新宿主。病毒被播散到人体内，遇到全新的环境与条件，经常引发致命的破坏。它们同时通过快速进化和变异，让人防不胜防。对人们熟知的疾病，奎曼借助扣人心弦的故事情节进行了全新的阐述，尤其是对人类免疫缺陷病毒起源的追溯，通过翔实的科学资料证实，艾滋病是 1908 年在喀麦隆由猩猩传给人的，随后缓慢传播到全世界。奎曼坦言，正是那些负重前行的人，不懈努力地追根溯源，才初步揭示出病毒传播和致病的规律。该书中关于艾滋病传播的故事非常出神入化，情节尤为引人入胜。在一个猎人与猩猩的殊死搏斗中，撕裂的伤口让病毒与人类产生了第一次"接触"。由于贩卖黑奴贸易，这个猎人被带到刚果，把首都的一处村庄变成了"病毒村"。而此时，艾滋病病毒尚处于潜伏阶段，还需要一次变异才能达到现在的水平。病毒蛰伏 50 年之后，当地人口激增给了病毒生长及变异的可能性，从而导致了艾滋病的暴发。奎曼通过回顾栉风沐雨的擒凶之路，依据人类历史上最近 3 次的传染病暴发规律，准确预测出下一场大范围流行病也会起源于动物传染病，新型冠状病毒肺炎的全球肆虐被作者不幸言中。

至关重要的人类行为

奎曼认为，人类是世界不可分割的一部分，人类繁衍的历史就是与疾病抗争而不断发展壮大的历程，是排除万难得以生存繁衍的历史。进入 21 世纪，受益于科学技术的进步和医疗卫生条件的日趋完善，人类的平均寿命不断提高，全球人口超过 70 亿且还在不断激增，导致我们所面临的生态环境今非昔比。病毒性疾病的多次暴发，仿佛是造物主对人口激增的刻意报复，是为了维护生态多样性对人类采取的物种灭绝行动。2003 年 SARS 的暴发，最终导致全球 32 个国家和地区的 8422 人被感染，919 人死亡。SARS 没有大范围流行，通常被解读为纯粹的运气。SARS 能被迅速控制，最重要的原因可能是其感染人体的特殊方式，出现症状在先、传染在后的特点使得患者在达到传染高峰之前就能被确诊、收治并隔离。奎曼提醒我们，SARS 的突然踪迹全无并不代表病毒的彻底消失，暂时隐藏的病毒随时可能卷土重来。无论是进行隔离检疫还是实行病毒根除方案，抑或是派遣疾病调查员，都不足以帮助人类抵御下一次流行病的暴发，此时采取理智的预防措施或许能减轻疫病的附带损害。奎曼并没有回避"下一场大瘟疫"何时暴发这个难以回答的问题，而是用一种恰当的科学严谨性将其融入叙述之中。也许新型冠状病毒肺炎会像 SARS 一样突然消失，或者有一天会卷土重来，结果实在难以预测。因此在未来的发展中，人类的行为至关重要。如果人类不改变生活习惯，无视对地球环境的破坏，总有一天还会有新的病毒袭击甚至毁灭，这不仅是大自然对自身的一种保护，也是维护地球上物种之间平衡之所需。本次新型冠状病毒肺炎疫情的全球暴发，就是由于病毒携带者在出现明显症状之前就具有非常强的传染性所致。迄今，全球逾千万人被感染的现实提醒我们：人类应该从病毒身上学到规律，如果依然毫无节制地增殖人口和破坏环境，很快就会自取灭亡。奎曼指出，疫情中最难控制的新流行病是人们对疾病的恐慌。精准预测的困难不应使我们对此视而不见、准备不足，并认为新出现和再次出现的人畜共患传染病是无法逃脱的宿命。我们应该用实际行动替代预言，改善科学基础以提高应对水平。无论今后发生什么，都将取决于科学、政治、社会习俗、舆论、民意和其他形式的人类行为，以及我们如何做出回应。掩卷遐思，全书始终贯穿着作者倡导的"同一健康"的理念，体现出更高层次的人文关怀。奎曼坚信，在回顾人类所经历的各种传染病时，更需要反思人与野生动物、自然与生态系统之间的关系。只有野生动物与生态系统都健康，人类才能获得长久的健康保障。

药物与医疗

在没有充分实证之前，最新科技未必最可靠，但人类久经考验的智慧常隐藏于朴素的常识和被冷落的古老学问里。流行病学正是这种古老且朴素的学问，它是人类最终成功战胜传染病的宝贵医学智慧。

药物历史的博古通今　人与疾病的顽强抗争

——《药物简史：鸦片、奎宁、阿司匹林与我们的抗病故事》

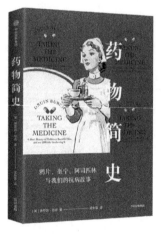

自古以来，人们一直认为医药不分家，药物是医生治疗疾病的有力助手。然而，在化学制药兴起之前，真正有用的药物其实只有金鸡纳树皮、柳树皮等寥寥几种。即使踏入 20 世纪，大多数医生所采用的药物一般仍是砒霜、水银和泻药，偶尔加上不限量的咖啡和威士忌。真正改变药物历史的是化学家和生物学家，他们带来了抗生素和更为精准的施医用药之法。虽然笔者学医出身，但对药物研发的历史所知甚少，更不用说对各种药物的作用机制的了解了。为了补足这一短板，笔者认真阅读了英国医生德劳因·伯奇（Druin Burch）的经典之作《药物简史：鸦片、奎宁、阿司匹林与我们的抗病故事》，获益匪浅。伯奇以药物的使用和研发为主线，用引人入胜的话题，带领读者饶有兴趣地认知看似枯燥乏味的药物简史以及人类的抗病故事。伯奇考察了从古巴比伦到当代 6000 年中的一系列经典药物，用翔实的史料告诉我们：你吞下的每一粒药丸，背后都有一段精彩绝伦的传奇故事。该书所涉及的话题包括：奎宁在英国如何成为禁药后又再次崛起？从煤渣中提炼出来的染料如何产生了改变整个医药行业的抗生素？用毫不起眼的柳树皮制造出来的阿司匹林如何逆袭成"百药之王"？伯奇擅长用机智的方式将医学教科书和现实生活中有关医药的槽点逐一拎出，诠释出每一桩诡异的医学事件背后都有深厚的错误传统和大众心态在作祟，并把医学史上各种怪诞的典故直言不讳地呈现出来，既让人发笑，又引人深思。如果你有意了解药物研发的前世今生，有兴趣回眸人类与疾病抗争的艰辛历程，阅读这本与众不同的医学史读物，不失为一种明智的选择。

筚路蓝缕的经典回眸

这是一本以药物研发和使用为主线的医学历史书，伯奇带领我们走过一段令人惊叹的医药实践之旅。书中的每一章都是一则犀利的短小寓言，充满趣味知识和深刻见解。从古巴比伦的鸦片、教皇的奎宁到强大的德国制药工业、"百药之王"阿司匹林，每一种经典药物的诞生都有化学、生理学、生物学之间的厮杀与进步。这也是一部饱含思想精华的科技社会史，带领我们思考现代医药是如何脱离无知并造福人类的。正是人们采用更可靠的统计学方法进行实验，与不顾伦理以追逐利润的制药工业进行不屈不挠的抗争，才逐步实现了规范的药物监管，从而让生命的价值得以更好地被尊重。该书中提供了很多关于药物的基本常识，对普通大众生活中的求医问药大有裨益。例如，时刻保持怀疑精神，用可靠的理性方法客观检验某种假说；不存在所谓的"偏方""家传秘方"，凡是有效的药物，必定包含某种活性成分；通过了解药物的历史，就能正确理解抗生素是人们依照化学规律制造出来的药品；放下对医学与医生的迷信，要清醒地认识到杏林高手也有骄傲自大之时，普通人也会有丧失理性的时刻。

伯奇指出，人类的天性就是易于轻信，而不擅长怀疑。我们都有简化并混淆事物的倾向，容易落入思维惯性，任其将我们带向失败。"是药三分毒"的古训广为人知，但是并没有削弱医生在人们心目中能控制药效的形象，反而还加强了这种印象。在饱受痛苦之时，人们很难抗拒认为药物有效而带来的安慰，这就是药物始终有强大市场的根源。但一种药物的疗效哪怕再强，也几乎无法通过个人体验来可靠衡量。伯奇认为，在生成可检验的假设时，科学更像是一门艺术。预设是开展试验的最好理由，却是试验的最糟替代。无论我们多么自信，都需要将试验设计成能够证明我们是错误的。比起相信谬误的人，什么都不相信之人距离真理更近。如果依赖未经验证的理论，那么就连最优秀的人也会沦于失败，而这些失败会害死他们，玷污历史。时至今日，放血与水银疗法虽已过时，但不加检验的肯定与过度自信却仍在盛行。因此，人们应始终牢记先哲的箴言：我坚决相信，如果把现在使用的所有药物都沉入海底，对全人类肯定是件好事，但鱼类就要遭殃了。

融入骨髓的刚愎自用

伯奇指出，药物发展的演变过程，是人类用智慧与愚昧艰难抗争的历史。人们普遍对传统疗法存有偏好，因为很难相信使用了数千年的疗法居然无效。而与之相悖的另外一面，我们又偏爱所有看起来最现代的东西。19世纪的医生深信自己的神圣和仁慈，怯于承认产褥热导致的大量产妇死亡是因为自己手上带有细菌，从而明显推迟了消毒液的普及。这样的案例不胜枚举，因为在人类历史上的大部分时期，医生治病大多凭借直觉和传统，导致患者的死亡率较高。医学的设立是基于患者对受助的渴求与医生对助人的渴求，这种渴求压倒了理智，要什么都不做，或者说承认无能为力，其难度是巨大的。直到今天，医学中也很少有任何操作比什么都不做更难。但是，当医生开始当真以为自己十分重要的时候，危险就会随之而来。自信能让医生更被人们所信任，因而也逐渐融入了医生的性格之中。至于彻底治愈的方法，一种完美无缺的、能让患者连患病的可能性都不复存在的方法必定是无稽之谈。

伯奇坦言：医学科技已经大有进步，但大多数医务工作者的思维却还在原地踏步。习惯的力量如此强大，临床医生更偏好相信巧妙的解释，而不是直白的统计数据。医生普遍认为药物多半有效，他们治疗患者时说的是一套，针对自己时做的却是另一套。很多医生是经过缓慢痛苦的过程才习得了怀疑精神，即使是听起来最合理的理论也需要经过检验，这种观念比医生拥有的所有药物都有可能让世界变得更加美好。要让医生清醒地认识到依赖直觉和临床判断的缺点极其困难，是链霉素试验的成功让并非情愿的医生认识了循证医学。如今我们在享受药物带来的益处的时候，更要感谢亚里士多德和培根等主张"理论需要用可靠的试验来验证"的哲学家，以及哈维和高尔顿等敢于怀疑传统且不厌其烦进行医学统计分析的医生，正是他们的不懈努力最终建立了循证医学的体系。因此伯奇坦言：科学就像锤子，只有你知道自己在拿它做什么事之时，它才真正有用。无知是激励人们提出问题、追求进步的重要动力，谦逊才是医生提供的最有益于健康的东西，甚至超过药物的作用。

触目惊心的人间惨案

伯奇坦言：药物研发的历史绝非一帆风顺，由于人类认知所限，曾制造出许多触目惊心的人间惨案。迄今没有一个监管体系能够鼓励所有创新，同时扼杀全部错误。无论开展多少试验，都不能保证所有医学决策均是基于最坚实可信的证据，但这都不是停止尝试的理由。医学历史如此具有灾难性，部分原因是人们喜欢无凭无据地断言事物属性，比如认为天然的就一定好。现代医学中令人心酸的笑话是：人们对某个论点的确定程度与其对支持该论点的证据数量成反比。越是缺少可靠的实验证明，人们就越是态度坚定，仿佛信心就像浆粉一样，只要施以足够的热情，就能把想法与事实牢牢地黏合在一起。即便进入 20 世纪，医学教科书中仍然充斥着自相矛盾的教导和未经检验的谬误与传统。人类与疾病的抗争，同时也是与谬误的抗争。1976 年，先哲就指出医疗干预中至多只有 10%是基于有力的证据。针对越是严重的疾病，检验出什么真正有效就越重要。

回眸历史，美国对第一种有效的抗艾滋病药物齐多夫定的试验就遭到更改，没有采用死亡或完全发展成艾滋病的指标，而是仅观察 CD4 细胞数量的增加；欧洲则坚持使用硬指标的试验，最终结果证明齐多夫定有严重的副作用，并会产生抗药性，无益于艾滋病治疗。沙利度胺的市场寿命仅几年，就使得逾万名"海豹肢畸形"的婴儿出生，其中仅一半活到了成年。在过去 30 多年间，医生一直凭直觉使用类固醇来治疗颅脑创伤。通过对 238 家医院招募的总共 10 008 名患者的研究显示，类固醇治疗组的绝对死亡风险比安慰剂组高出 3.4%，结果害死了成千上万的病患。不仅如此，这些人间惨案最大的悲剧并不在于证实医生害死了大量病患，而是当他们得知自己的所作所为时，仍然不肯修正医生的信念。伯奇认为，正是反复的试错和锲而不舍的努力，所取得的温和效果的累积构成了医学对人类健康的主要价值。时至今日，科学为人类提供了一套让我们摆脱混乱、防范错误的系统，但没有一条路径能够完全避免思维谬误，正如人不可能免于疾病。我们能指望的最佳做法就是对错误的不可避免性保持警惕，并通过检测与试验不断地排除错误，因此在医疗中提倡"试验胜于猜测，测试胜于传言，干预胜于观察"的行为准则。

阿司匹林的前世今生　药物研发的传奇历史

——《阿司匹林传奇：一枚小药片引出的大历史》

　　长期以来，阿司匹林作为解热、镇痛药物在全世界广泛使用。全球每年要消耗该药 5 万吨，超过 2000 亿片。它的适用范围，从最初的治疗头疼脑热、风湿痛，逐步扩大到预防心肌梗死、中风和一部分癌症，以及防治阿尔茨海默病和牙周疾病。时至今日，阿司匹林已经成为世界上最常用且历史最悠久的一种药物。然而，即使以治病救人、呵护生命为己任的医务工作者，对阿司匹林悠久的历史恐怕也所知甚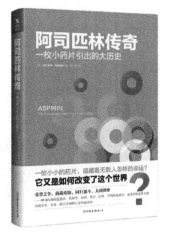少。感谢英国作家和记者迪尔米德·杰弗里斯（Diarmuid Jeffreys）所撰写的《阿司匹林传奇：一枚小药片引出的大历史》一书，让读者得以全面了解阿司匹林的来龙去脉。该书是作者多年的研究成果，全面记述了与阿司匹林相关的跨越 三个世纪、纵横千年的探索发现，无疑是一部关于医药史的佳作。对阿司匹林跌宕起伏的历史，杰弗里斯从古埃及的起点开始，一直谈到医学进入 21 世纪，其中又以 19 世纪末的工业开发、1918 年的流感大暴发，以及以拜耳制药公司（以下简称拜耳）为代表的大医药公司的强力发展为主线，通过一款药物的故事来记述医药的发展历史。读者不仅可以认识美国式的冒险人物、英国小镇的牧师、被驱逐的犹太科学家、澳大利亚药剂师和新西兰的广告圣手等各种各样的人物，还能读到几桩深刻揭示出医药与市场紧密关联的故事：拜耳及其专利，为推介阿司匹林在德国、美国、英国等多个国家进行商业大战，以及第二次世界大战后医药界为重组支离破碎的阿司匹林市场所做出的不懈努力。该书脱离了一般医药图书的专业与抽象写法，栩栩如生的人物刻画令读者耳目一新。尤其是作者通过独特的视角、深刻的见解和妙笔生花的描述，将枯燥乏味的医药历史写成了引人入胜的故事，这是一部关于阿司匹林的传奇，更是一部记载有关人性、科学、医药、化学、法律、营销发展历史的图书。

药物研发的传奇历史

该书作者坦言：阿司匹林的发展史，是科学、医药、化学、法律、营销的发展史，也是两次世界大战的战争史，更是一群天才和野心家的血泪史。回眸阿司匹林的千年发展史，可以看出医药行业一个非常突出的特点：药物研发周期长，投入高，成功率低。阿司匹林确实积累了人类上千年的智慧与投入，但在人类历史的长河中，像这样的药物并不多见，这也从另一个角度再次证明了医药研发的艰难。阿司匹林的发展史无疑是该书的明线，书中还有一条暗线，即拜耳，阿司匹林是拜耳的专利以及注册商标，为其带来了巨额利润，可以说拜耳研发了阿司匹林，阿司匹林也成就了拜耳。回眸历史可知，1897 年，德国拜耳的化学家霍夫曼源于其父服用水杨酸时对药物强烈味道和副作用的抱怨，发明了乙酰水杨酸，即阿司匹林。1899 年 3 月 6 日，阿司匹林的发明专利申请被通过，至今已有 120 多年的历史。阿司匹林的投产，本是一次科学上的巧合，却成为世界历史上的一次"命中注定"。问世之初，阿司匹林是常见的非处方药，头疼发热等小毛病在大部分情况下服药都能见效。虽然是治小病的药，但却不可或缺。阿司匹林挽救了无数人的性命，在人类与病魔的斗争中，屡立战功，成为历久弥新的疼痛克星。该药最神奇之处，就是问世逾千年之久，无论医药史上如何潮涨潮落，它始终稳立潮头。阿司匹林错综复杂的故事，揭示了科学研究的一条真理：科学上的突破，只有极少数是由天才妙手偶得，更多的则是历代先哲前赴后继，各自为最终的解决方案这块宏大的拼图提供一小块图样。该书作者认为，拜耳是阿司匹林迈向成功的宏图中最后一个也是最重要的一片拼图，正是这家全球制药公司把有史以来用"土法"制造的药物彻底转变为大规模生产，同时将专利战、销售战等各类商业工具卓越地运用于阿司匹林的营销中，才最终成就了一个用科技极大地提升生活质量的经典传奇。该书中记述了阿司匹林很多鲜为人知的故事，正是基于作者的妙笔生花，使得事出偶然的发现、出自直觉的推断、令人叹服的科学才干、雄心勃勃的个人开拓、大动干戈的企业竞争、精妙绝伦的广告商战、大国博弈的战备攻防，都在它的发展过程中得到了淋漓尽致的体现。

阿司匹林的丰功伟绩

该书作者指出，一枚小小的药片，改变了人类的大世界。阿司匹林是医药学历史上尤为神奇的发明之一，它的功能多到令人吃惊，可以减轻头痛和四肢疼痛，治疗发热，甚至可以用于治疗一些危及生命的疾病。已有证据表明，它对心脏病、中风、静脉血栓、肠癌、肺癌、乳腺癌、白内障、偏头痛、不孕症、疱疹、阿尔茨海默病均有一定的防治作用，而且其新的药效每年都会不断被发现。回眸历史可知，阿司匹林对人类的巨大贡献至少有 4 次。第一，人们最早认识阿司匹林可以上溯到古埃及时期，古埃及最古老的医学文献《埃伯斯纸草文稿》中记载，埃及人至少在公元前 2000 多年以前就已经知道干的柳树叶子具有止痛功效。古苏美尔人的泥板上就有用柳树叶治疗关节炎的记载。这些记载为阿司匹林找到了历史的源头，从而使千年老药"认祖归宗"。第二，1918 年横扫世界的大流感，在全世界造成逾十亿人感染，导致约 5000 万人死亡。在抗击这场世纪大灾中，阿司匹林厥功至伟，有效地阻止了大规模的人口灭亡，谱写了其彪炳史册中最辉煌的篇章。第三，在西药更新换代速度令人眼花缭乱的时代，阿司匹林虽已历经沧桑，但因其具有惊人的挖掘潜力，关于它的研究不断推陈出新，从而使其功效历久弥新，被誉为医药界的传世经典。由于发现其对心脏病预防的药效，其从止痛退烧药转变为防治心血管疾病的健康卫士。第四，基于对其研究的逐步深入，阿司匹林的临床应用范围不断拓展。例如，阿司匹林能够降低某一类疾病的死亡风险，低剂量的阿司匹林或能潜在地降低大脑中的斑块水平等。综上所述，人类在前赴后继地努力挖掘了逾千年之后，阿司匹林仍为取之不尽而有待开采的富矿。最近几年，全球平均每年仍有近 3 万篇有关阿司匹林学术研究的论文发表。因此，关于阿司匹林的研究远没有结束，它仍在不断拓宽的防治人类疾病之路上续写着医药史上不朽的传奇。作为专业记者和电视制作人，该书作者擅长还原事实，捕捉细节，用文字对跨越了 10 个世纪的药物史进行了精雕细琢，使得故事按时间顺序依次展开。书中不仅群像众多，而且栩栩如生，让读者回顾了一幅令人难以忘怀的阿司匹林的历史长卷。

和衷共济的集体智慧

通过潜心阅读，我们知道阿司匹林的传奇并非个别人苦心孤诣的研究成果，而是人类集体智慧的结晶。其发展中一直都有法律、商业与科技发展三种源源不断的推动力，这三者也是一款科技产品得到普及的不可或缺的常用武器。杰弗里斯引经据典，详细介绍了在阿司匹林千年传奇中不同时空、不同地域、不同人的不懈努力。由此可见，并非单独一个国家抑或是一个独立的企业创造了阿司匹林的传奇，也不是某一个时代的科学家一蹴而就地完成了阿司匹林的研发。为其做出贡献的人包括发现柳树皮可以退烧的远古非洲草原部落的成员；牧师在磨坊中通过烘干柳树皮，简单粗糙地提取出其主要成分；拜耳的科学家，改进了药物成分；显微镜发明后，科学家得以近距离地观察人体细胞，重新发现药物的作用靶点。正是人类前赴后继的不懈努力，才一次又一次地改写了该药的命运。掩卷遐思，整部阿司匹林的发展史都证明，每一次新的研究成果的问世，都是基于前人的技术和智慧，经过数百上千年的艰难积累才获得成功。作者提出了一个耐人寻味的观点：在科学领域，获得荣誉的不是最先悟出观点的人，而是让世界接受观点的人。也就是说，让大众接受科技观点的科普工作非常重要，甚至与科学研究工作同等重要。这句话背后的逻辑，其实更值得我们深思，走不出实验室的科技创造，只能永远停留在实验水平和发表论文的阶段；而无法普及的科技成果，很快就会被人遗忘。因此该书作者指出，激烈的竞争、商业的投资、创业的勇气等的综合运用，方能成就一款药品的普及。他坦言：医药学的真相就是如何在不确定信息的情况下，做出正确的决策。杰弗里斯并非鼓吹阿司匹林是举世无双的药品，鉴于如今仍有很多疾病还无法治愈，因此很多人对阿司匹林寄予厚望。笔者认为，这是一本令人惊叹之书，娓娓道来地讲述了一枚小药片趣味横生的前世今生。任何历史爱好者和对医药开发、广告和市场营销感兴趣的人，都必将开卷获益。

错综复杂的全球骗局　仿制药内幕骇人听闻
——《仿制药的真相》

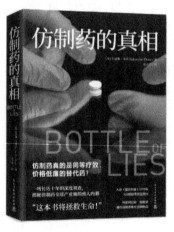

就其定义而言，仿制药是在品牌药的专利到期之后合法仿制出来的廉价药。在普通大众的印象中，仿制药的成分、效果与品牌药别无二致。因此，仿制药的广泛应用被誉为"21世纪公共卫生领域最伟大的进步"，如今它已占据全球药品市场近90％的份额。但这个行业的真实状况究竟如何？美国资深调查记者凯瑟琳·埃班（Katherine Eban）的新作《仿制药的真相》为读者指点迷津。作者对仿制药覆盖全球的产业链进行了历时十载的艰辛调查，揭示了其背后的安全隐患及其给公众健康带来的可怕风险。曾几何时，仿制药公司被赋予了在全球消除不平等、让富人和穷人获得同等治疗机会的理想。然而，现实是对这一理想的彻底颠覆：给最贫穷的患者生产最劣等的药物，对所有人产生了生死攸关的影响。通过采访240多位相关人员，梳理美国食品药品监督管理局机密文件中的海量信息，埃班曝光了一个欺诈猖獗、伪造数据的行业，其中充斥着不守信用的造假者。他们为降低成本和追求利润最大化，不惜规避几乎每一条安全生产原则。患者服用这些药物，会产生难以预测的后果，有时甚至会危及生命。埃班指出，这一切的发生并非孤立存在，仿制药产业的作为可谓是全球化的终极试金石。在这部惊心动魄的纪实文学作品中，埃班用翔实的数据和引人入胜的故事，引领读者见证了一项惠及民众的公共卫生领域的创举是如何演变成为一场骇人听闻的惊天骗局的。

错综复杂的全球骗局

该书记载的这场耗时十载的深度调查，源于埃班无法解答的一个困惑，不断有患者对仿制药的疗效提出强烈投诉：不同厂家生产的多种仿制药无效或导致严重的不良反应。埃班揭示出监管机构对仿制药公司的要求和这些企业的实际行为之间隔着一道深渊。为了将成本降至最低、利润增至最大，这些企业会规避监管，诉诸诈骗：它们操纵检测以取得正面结果，隐瞒、篡改数据以掩盖形迹，在没有安全保障的情况下生产低成本药物，然后将这些药物销售到价格较高的西方市场，他们宣称自己遵守了所有必要的规章，由此获得巨额利润。印度的仿制药行业就是其典型代表。埃班发现，印度的整体文化，都看重顺从权威而轻视简单的公平。在印度文化中行贿被认为是合理的，如果你能回避繁重的工作，另辟蹊径更快捷方便地完成任务，别人会认为这是你的优点。被美国人看作欺骗的行为，在印度的文化中却被看作有创意。他们称这种积极开辟捷径以避开麻烦的规则、以最短的路线达到理想结果的能力为随机应变。如果整个国家集体选择了容易的路，那就会建立起一套另类体系，大家多少都知道它的规则，它的价格也稳定可靠。因此在印度始终有一套"平行经济"，它与官方经济如影随形。在印度，你必须违反法律才能生存，选择守法就会费力到荒谬的地步。因为高超的工程技艺和贫困的生活经验，印度的科学家很擅长反思老旧的程序，并将其改造得更为高效。由于印度人资源极少，他们学会了"用聪明的方法做事"，以更低的成本为更多人创造更大的利益。正如印度谚语所言：我们不建立体系，我们想办法绕过体系。在印度很少看见有药物批次被退回，原因之一是无论那些药物的缺陷多么明显，世界上总有一个市场会接收它们。非洲是一个药品稀缺的地方，那里常常充斥着无效的仿制药。像乌干达和巴布亚新几内亚这样的贫困国家，往往只能从开价最低的竞标者那里进口药物，而且没有监管机构来核查药物的品质。

仿制药物的艰辛之旅

患者往往认为，他们服用的仿制药和品牌药完全相同，部分原因是他们想象的是一个简单而友善的过程：在一种药物专利过期之后，品牌药公司就会交出配方，接着仿制药公司就会生产出同样的药物，因为不必再在研究或营销上花钱，所以成本很低。但实际上，从着手开发仿制药的那一刻起，仿制药公司就开始了一场事关法律、科学和监管的战役，而且他们往往要在黑暗中作战。大多数时候，仿制药进入市场时，得到的不是品牌药公司的帮助反而是阻挠。仿制药生产商需要品牌药的样品才能对它们进行研究和分解，但是品牌药公司经常扣住样品不卖。仿制药公司一旦锁定一种分子，弄清了它发挥功效的原理，公司的律师便会开始调查它在法律上能受到多大程度的保护，然后在实验室中进行合成并开发药物的有效成分，这个过程可能要经过几年的反复尝试。品牌药公司必须在数以千计的患者身上检测新药，才能证明它们的安全性和功效；而仿制药公司只要证明他们的药物能在人体内起到类似的效果就行。为此，他们必须在几十名健康的志愿者身上进行试验。在做出有效成分、选定额外成分并开展主要的实验室及临床试验后，还要将配方转移到生产车间，看它能否以商业规模生产。随着生产规模的扩大，生产过程也变得更难控制。其中只要有什么步骤可能出错，它就一定会出错。尽责的生产商会尽量杜绝旧的灾难，预防新的。但因为生产车间是由人操作的，所以无论它们设计得多么完善，系统总会发生故障。要消除这样的变数，唯一的办法就是要求工厂严格遵守良好的生产规范，并对每一个步骤进行实时记录，由此生成的数据可以作为蓝图，用来发现并修正不可避免的错误。由于每个批次的药物都有差异，所以即使是在同一间实验室的相同条件下生产的品牌药，不同批次生产出来的也有所差异。现有研究显示，仿制药的等效性比一般认为的要低得多。美国食品药品监督管理局将生物等效性定义为：仿制药在血液中的浓度不低于品牌药的 80%，或不高于它的 125%。也就是说，要在标签上注明仿制药和品牌药等效，两者之间可以有 45% 的差。如果患者从一种仿制药换到另外一种，可能今天的这种还是最低浓度，明天的那种就变成最高浓度了。美国食品药品监督管理局还允许制药企业使用名为"辅料"的各种额外成分，这些辅料的品质可能较差，其差异也可能影响药物的生物利用度。

仿制药内幕骇人听闻

我们知道，品牌药的目标是做出最好的药，卖出最高的价格。而仿制药的世界则是另一种不同的文化，因为它有着另外的目标：同样是最好的药，它要让所有患者都用得上。专家认为对于任何特定的药物都只有一个标准，由它的发明者确立，也就是开发这种药物的品牌公司。仿制药是个利润微薄的行业，企业通过使用低质量原料、减少生产步骤和降低标准的方法来削减成本，然后将药物卖到监管不力的国家。如今美国人已经完全接纳了廉价仿制药：它们的药效与品牌药相同，成本却极为低廉。基于美国食品药品监督管理局的正面宣传，美国人盲目相信远方的印度公司正在为他们生产品质过硬的药物。然而该书作者提供的数据显示，部分印度公司的目标却是躲过监管者的耳目，以最低品质的药物牟取最高的利润。毫无疑问，这些公司有能力做出品质更好的药物，它们的设备也是一流的。唯一的区别在于成本，据业内人士估算，精密的管控会使成本上涨 25%。该书揭示的仿制药内幕不是一个故障、一次例外，而是仿制药行业的普遍做法。这些松紧不一的生产标准有多个名称："双轨制""分级别""A 类/B 类产品"。制药公司常常根据购买药物的国家调整生产品质，将品质最好的药物运往监管最严格的市场，将品质最差的送到审查最宽松的国家。一边是购买药物的国家极度缺乏监管，一边是生产药物的国家法律薄弱、监管松弛，两者结合，就使得"双轨制"生产蓬勃发展。该书中记录了 180 处的"双轨制"生产，描述了制药业在监管较松的市场降低品质的普遍做法，这种令人担忧的操作实际上创造了针对富人与穷人的双重标准。在发展中国家，品质低下的仿制药已是常见问题。不达标药物一般包含有效成分，但含量不够，或者配方不够好，因此无法产生应有的功效，使发展中国家的大量患病人口无法得到充分医治。但它们包含的有效成分又足以杀死弱小的微生物，并留下那些强大的，这些存活的微生物继续繁殖，制造出新一代病原体，它们甚至能够抵挡那些妥善生产、效力充分的药物。尽管大部分的政治愤慨和媒体关注都集中于假药，但专家坦言：凡是药物都有毒性，只有在最严格的条件下生产，患者才能获益。就其本质而言，使用不达标药物是对公众健康更大的威胁。

临床医疗的深刻见解 医学真相的昭然若揭

——《医学的真相：如何在不确定信息下做出正确决策》

回溯人类的医学史，医生拥有父亲般的权威和知识，他们为患者承担其忧郁和责任，这也是医生义不容辞的职责所在。而普通大众则习惯把医生奉若神明，认为由医生决定对患者的医疗理所当然，医疗的决策几乎都仰仗医生的一言九鼎。然而，作为医务工作者，我们深知，无论是采用药物或手术治疗，还是新药的研发，都难免有失败的风险。文学作品中塑造出的杏林高手，凭借高超的医术能够让人起死

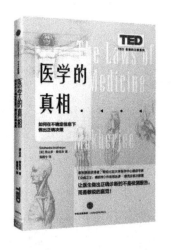

回生，但真实世界中的医者，在多数情况下只能尽人事、听天命。究其缘由，美国名医及科学家悉达多·穆克吉（Siddhartha Mukherjee）在《医学的真相：如何在不确定信息下做出正确决策》一书中坦言：拥有学识并不代表拥有临床智慧。在悉心探寻真相的道路上，医生也会有困惑和迷茫，面对不愿吐露实情的患者，只能从病历和各种临床检查结果中寻找医疗方

案。穆克吉结合自己的临床实践和在治病救人过程中的深刻感悟，通过探寻医学的规律，剖析医疗的本质，用心总结出了三大法则，并用其为读者答疑解惑。贯穿全书的中心思想是：根据完备的信息做出完美的决定很容易，但医学的本质是要求医生用不完备的信息做出完美的决定。该书作者从医生视角揭露了医学的真相，不但能激发医生产生强烈的共鸣，感慨医学发展的艰辛，而且会让非医学专业的读者更加深入地了解医生在临床实践中艰难的决策过程。在医患关系紧张的当下，阅读该书不仅有助于医患之间加强了解、促进相互间更有效地沟通，而且会为减少医疗纠纷、构建和谐社会添砖加瓦。

医学真相的三大法则

医学是科学吗？这是在很多人心中挥之不去的疑问。如果医学是指过去令人惊叹的技术革新，那么毫无疑问答案是肯定的；但技术革新不能界定科学，只能证明医学具有科学的属性。科学有规律可循，规律是自然赖以生存的法则。生物学是三大基础科学中最无规律可循的，既无规律可循，普遍适用的规则就更少。生物学当然必须遵循物理学和化学的基本规律，但生命总是存在于这些规律的边缘和夹缝之中，这就迫使生物学要屈从于规律濒临崩溃的边缘。作为临床医生，穆克吉从未想到医学竟是这样一个毫无规律可循、充满不确定性的世界，但如何在信息不确定、不完备、不精准的情况下做出正确决策，才是医生最重要的职责。他曾想，是否生硬地说出身体部位、疾病和化学反应的名称只是医生发明的一种托词，以此用来保护自己，抵御浩瀚的知识海洋里其他许多不可知的领域。此外，大量的事实模糊了一个层次更深且更重要的问题：医者的学识与其临床智慧之间的协调。该书作者指出，医学的规律无法用等式、常量和数字来表述。医学法则的标准很简单，必须提炼出医学中普遍适用的指导原则，然后成为一条真理。该书作者真正感兴趣的是可以自由应用于医学实践中的法则，以指导年轻医生的临床实践。因此，该书作者一直在探究医学内在的规律。

通过自己的亲身实践和临床上的不断总结，他揭示了临床医学的真相，总结出关于医学的不确定性、不精准性及不全面性的三大法则：敏锐的直觉比单一的检查更有效，不同的人对相同的药物反应不同，看似有益的医疗方案可能贻害无穷。穆克吉坦言：传统的医学教育传授给我们很多事实，却没有教会我们如何了解事实之外的游离地带。作为临床医生，除了在书中或网上能够获得的医学知识之外，我们真正缺乏的信息，是掌握了必备的知识之后该如何采取行动，尤其是在数据不完备、不全面或不确定的情况下如何做出正确的决策，以挽救患者的生命。

柳暗花明的经典案例

穆克吉通过临床实践发现，敏锐的直觉比单一的检查更有效，这也是他总结出的临床医学的第一条法则。穆克吉坦言：这一法则的发现纯属偶然，但也合乎情理，因为任何一个发现在很大程度上都取决于机遇。2001年，他在实习期间遇到一位56岁的男性患者，主述为体重不明原因急速下降，并伴有全身乏力。他想当然地认为最明显的罪魁祸首为癌症，推测是某种恶性肿瘤造成了这种恶病质。但患者并没有明显的病征诱因：他不吸烟，也没有家族遗传病史。对他进行了彻底的检查，也未发现癌细胞。很多体检结果都呈阴性，这导致诊断陷入了僵局。只是化验室的技术员抱怨他的静脉太硬，几乎抽不出血来。患者也很沮丧，因为他很快就变得瘦骨嶙峋。在一筹莫展之际，穆克吉在下班回家的路上无意间看到，该名患者竟然与一位来自毒品泛滥地区的瘾君子在窃窃私语，两人各自所在的区域、口音、衣着和社会层次完全不同，却在肢体语言中流露出一种相识甚久的协调。回想起化验室的技术员抱怨很难从患者的静脉中抽出血来，一切昭然若揭：因为长期使用毒品，患者的静脉已经结痂被堵住了。直到这时，穆克吉才恍然大悟，患者是一位吸毒者，从而改变了他对这一病例分析的视角。尽管在当年，艾滋病并不像今天这样为大家所熟悉，但医生还是对患者做了艾滋病病毒检测，从而确诊他患有艾滋病。穆克吉以自己的亲身实践经验，结合这个给读者留下深刻印象的经典案例，印证了敏锐的直觉比单一的检查更有效这一重要的临床医学法则。

不堪回首的认知局限

穆克吉指出，人们凭直觉感知世界的方式，没有绝对的知识，只有附带条件的知识。如果不能正确使用先验知识，对于未来，一个人将不可避免地做出荒谬的判断。医学中每一个诊断上的挑战都可以被想象成一次概率游戏。每一项检测，都存在假阳性和假阴性，只有在预设概率时才能被合理地解读。过去是未来最好的向导，如果对患者进行筛查，却没有任何关于其风险的先验知识，那么假阳性或假阴性一定会使诊断受挫。回首19世纪，大多数药物干预不仅绝对无用，而且明显有害。例如接受过乳腺癌根治术的女性，仍然要忍受许多并发症，其肿瘤转移复发的概率与接受保守手术、局部放疗者一样。医学中有一些故事，既充满希望又夹带很多错误观念，这些故事比彻底切除乳房更悲惨和曲折。一些曾被认为有效的治疗方法，经过随机对照研究最终被证明有害，如为新生儿进行大剂量氧气治疗，心脏病发作后使用抗心律不齐药物，对女性进行激素替代治疗。穆克吉坦言：在医学中的先验知识、例外及偏见受到人类知识的限制和约束。笼统的数据不是解决偏见的方案，仅是更多偏见的一个来源。随机对照试验在医学中至高无上的地位是其自身偏见的来源。新医疗技术的到来，非但不会削减，反而会放大偏见。如今，医学正处于广泛重组其基本原则的过程中，大多数疾病的模型都是混合型的，解决认知局限问题最简单的方式就是直面应对。

临床医生的职业特征

该书的主要内容是关于医学的信息、缺陷、不确定性及其未来。在患者的眼中，医生是拥有至高解释权的裁决者，掌握着自己的健康与生死。然而，人际沟通中最大的障碍就是人都习惯站在自己的立场上看问题，由此产生偏见，偏见还会降低我们的学习效率和能力。因为带有偏见，就只能在原有的思维框架内接受信息。在医学上偏见尤为严重，罪魁祸首就是"希望"，我们希望药物有用、治疗有效。医学中的希望是美好的事物，是医学最温柔的中心，但它同样深藏危险。因此我们的学习要想业务精进，就必须突破舒适区，更换思维的框架。穆克吉认为，实习医生敬重的指导老师不仅医术高超，和蔼可亲，关键是充满自信。他们不仅在临床操作上技艺精湛，更能放手让实习医生亲自去实践。因为他们能准确预见年轻人所犯的错误，并能及时予以纠正。事实证明，以前与现在的医生完全不同。尽管随着测试手段、研究方法和设备精度的提高，医学技术已经达到较高的水平，但还是难以摆脱不确定性，这是因为医学研究的项目更复杂和费力，医学的变革也无法用程序来计算。今天的医生在不得不应对先验知识、例外和偏见时，需要对疾病有更深入、更缜密的思考和理解。医生所做出的决策，尤其是在面对不确定、不准确和不完备的信息时所做出的决策，对于医学的发展至关重要。总而言之，医学的法则涉及如何在不确定的条件下运用知识，这门最人性化的科学，可能是我们正在从事的最美好、最精细的事情。

病患意义的截然不同　换位思考的经典案例

——《病患的意义：医生和病人不同观点的现象学讨论》

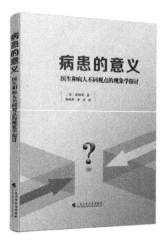

时至今日，医患关系已经越来越引起人们的普遍关注。究其缘由，尽管社会上莫衷一是的论点俯拾皆是，但窃以为真正涉及其实质的探究鲜见。最近读到美国哲学家图姆斯（Tombs）的《病患的意义：医生和病人不同观点的现象学讨论》一书，大有醍醐灌顶之感。图姆斯是著名生命伦理和医学哲学家，撰写该书时她已身患多发性硬化症二十余年。在多年的饱受病魔折磨和临床治疗期间，她开始反思生命躯体和人类疾病的本质以及医学之目的，并以高深的现象学造诣与切身的慢性疾病体验写成该书，从而成功地将现象学应用于研究医学，并在书中向读者介绍了多位现象学家关于医患双方不同侧面的见解。该书共分为 4 章，每章由 4～6 节组成，从描述患者病患体验的内省开始，然后比较分析医生和患者对病患与身体的不同看法，或从医学科学和生活世界的不同角度来看待病患的不同意义，最后回归到这种意义的区分对临床实践或医学目的的影响，构成一个自洽的逻辑圆圈，这也正是作者运用现象学和存在主义哲学的生动体现。它不仅属于高品位的形而上的医学哲学，而且是非常贴近医学实践的现象直观。该书不仅为扭转传统医学的观念、解决现代医学的危机和建立新的医学伦理学提供了新的思路，而且有助于读者采用现象学的方法分析社会现象，更深刻地理解和改变世界。尽管该书问世已逾二十载，但仍被奉为探讨医患关系的经典之作，今日读来仍不失针砭时弊之功效，值得有识之士开卷一阅。

现象理论的全面科普

逾百年前，现象学的创始人胡塞尔曾言：纯粹现象学展示了一个中立性研究的领域，在这个领域中有着各门科学的根。回眸历史，事实证明其所言不虚，现象学在不同领域中主要是以潜移默化的方式决定着时代的精神。它能产生广泛而深入的影响，是因为现象学突破了传统方法所规定的学科之间的区别，在传统哲学鞭长莫及之处发现趣味横生的问题。尽管现象学与诸多学科之间联系广泛，但其首先是一种特殊的哲学思维态度和方法。这种方法就是将所有源于自然科学的理论悬搁，以便描述直接进入意识的东西，是一种建立在直观和本质认识基础上的中性且严谨的哲学方法。如果现象学仅停留在对文本的阐释上，必然会违背其精神和方法，其方法从本源上就是在人的各种直接体验之中进行本质的直观或解释学的分析。对于作者而言，医患关系为现象学的分析提供了所需要的具体情境。该书中贯穿着心理现象学的分析，作者认为完全可能给特定事物以严谨精确的心理现象学描述。现代医学的危机表明，患者的主观体验常常被当成不可靠的软性数据遭到轻视，而实验室检查和影像资料之类的客观量化指标则受到偏爱。医生与患者之间对疾病有着显而易见的体验差异，这也是造成近年来医患互信的日益缺失和关系日趋紧张的重要原因之一。该书是在作者饱受病患磨难之中诞生的医学哲学著作，因此非常贴近医学实践的现象直观。作者从充满切身生活体验和生命关怀的独特视角出发，试图给出一种共享意义世界的全新的方式，对我们反思今天的医学教育、医疗实践和医患关系具有重要的启发意义。该书中所包含的现象学反思可以为建立一种基于患者病患体验之上的整体疾病模式提供基础。

"鸡同鸭讲"的本质探究

撰写该书的初衷，一方面是作者在现象学领域深厚的理论基础和所接受的训练，为其提供了严格的方法，即以一种普遍相关的透视观去考察患病的意义；另一方面她患有多发性硬化症长达20多年的经历，使得作者能通过病患人生的切身体验，为医患对话搭建良好沟通的桥梁。源于自己饱受疾病折磨的生活体验，图姆斯坦言：在日常生活中，身体基本上处于被遗忘的状态，当我们生病时，疾病表现为对身体的破坏，身体遂成为关注的焦点。疾病所带来的痛苦不仅与生物学躯体完整性的丧失相关联，而且导致躯体、自我和世界之间构成的整个网络一体化关联的丧失。生病造成了患者生活空间感的缩小，可能的活动范围受到严格限制，身体空间也呈现出受限的特性。在多年接受治疗的过程中，图姆斯发现，虽然自己一直在竭尽全力地与医生讨论病情，但是却总觉得双方讨论的不是同一个事实，存在着明显的"鸡同鸭讲"。与其说疾病代表医患之间共有的事实，不如说它们是两种具有截然不同性质的现实，它对双方的重要性和特性的意义绝不相同。患者就诊是因为日常生活中的不适以及身体的种种表现处于失控状态，医学的目标主要是缓解这种不适感，恢复到以前或较好的健康状态。医生认为患者的躯体仅仅是科学研究的对象，是一个由细胞、组织和器官组成的集合体，他所关注的是人体内部的病变。医生认为只有这样才能确定病症，治愈疾病，但在临床实践中却往往适得其反，造成患者的不满。医患之间理解上的差异，导致他们对疾病的认识不可分享并存在根本性的分歧，因此倡导换位思考尤为重要。

病患意义的截然不同

任何成功的交流都取决于双方应在本质上共享一个相似的参照系统，然而，医患之间在本质上并不共享关于患者患病感受的相似参照系统。医患关系是一种独特的面对面关系，它基于患者对病患体验之上、站在床边和躺在床上的看法有云泥之别。贾平凹曾言：生病是另一种形式的参禅，即生病往往使人体验到一个平时体会不到的世界。图姆斯指出，近代西方医学奠基在自然主义的态度上，医生因为职业训练和思维习惯，往往将疾病理解为躯体症状的集合，并用医学术语来命名，用客观的临床数据来解释疾病，并据此对症下药，治愈疾病。而患者总是从日常生活出发，以生活世界的态度直接体验和描述自己的疾病，而且患者的这种感觉要先验于科学观察。就诊时患者把对以往健康生活的怀念和病患可能对将来生活影响的担忧都融入病患体验之中，从而使对病情的体验成为关注的焦点。当患者向医生客观叙述病情时，医生则关注患者身上的生理事件和生物学过程，造成双方交流上的困难。从现象学意义上来看，正是医患双方以不同的态度观察和体验疾病，才导致他们无法共享同一种病情，为有效地治疗病患和恢复健康设置了难以逾越的障碍。图姆斯指出，让医生了解医患之间对疾病不同的理解和诠释，并赋予其不同的意义，并不只是一个现象学的理论问题，也不仅是对患者同情关心的伦理道德问题。医生不仅需要倾听患者的叙述或撰写病历，更需要了解疾病对患者生活世界的深刻影响，听懂患者对病患赋予的个人和文化意义，并将这种能共情的病患意义融于医疗目标、治疗方案和治疗方法的取向之中，这样才能实现生物医学向真正的人类医学的转型升级。

有效沟通的制胜良策

图姆斯坦言：医生的参与在帮助患者恢复控制和应对病情中极为重要，为了有针对性地改善患者之间的交流困境，图姆斯提供了三条路径，无不折射出她对个人生活世界和理性世界的现象学透视。具体建议包括：第一，移情理解，通过与患者共享生活世界，使医生通过对日常生活的反思，从一种前科学体验达到对病患的科学理解，在医生和患者之间建立一个共同的意义世界。第二，临床叙述，这种叙述不是简单的病史记录，而是患者讲述他对自己的身体、自我和世界所造成的生存困境，当医生能够倾听和共享患者的临床叙述时，就有助于医生更好地理解患者。第三，治疗关系，应认真区分"治愈"与"治疗"，如果治愈被视为目标，那么疾病就是敌人，而患者的躯体就是战场，重点就是赢得战争，而无论其代价如何；治疗则是直接面对和解决患者的生存困境，治疗包括治愈，但又不限于治愈。这种区分对于慢性疾病和无法治愈的疾病显得尤为重要。在慢性疾病中要求治愈是危险的神话，对于医患双方均无好处。当疾病不能被治愈时，医生应该帮助患者尽量减轻痛苦和不适，恢复到最佳的状态，达到个人能力的极限。这三种路径都要求医生暂时抛开对疾病的唯科学主义的解释，更多地关注患者的生活世界。图姆斯认为，充分理解患者的生活体验，对于医生了解作为人的患者、以科学的态度治疗患者都非常重要。

掩卷遐思，图姆斯凭借源自心理现象学的洞察力，通过探索医患之间的差异，详细解释了医患双方对病患与躯体不同的理解方式。通过反思医学实践中医患双方如何成功传递信息的方式，提供了有关病患、缓解疼痛、制定最有效治疗措施的一种综合说明。通过运用临床叙述、移情理解以及关注病患生命世界的解释，图姆斯尝试给出了一种建立共享意义世界的方式。

智能时代的健康行业　患者至上的智慧医疗

——《智慧医疗：寻找智能时代的下一个商业蓝海》

时至今日，医疗健康行业正处于传统商业模式变革和新的商业模式不断涌现的交汇点，这将打破过去十多年留存的健康服务体系，它们将面临被颠覆或转型。医疗健康行业如何才能通过深刻的变革成功转型？谁将是未来医疗行业主要的瓦解者？身陷繁忙临床工作的医务工作者，缘于只见树木而不见森林，难以对行业的宏观走向有所洞悉。有鉴于此，医疗健康领域的资深专家杰夫·埃尔顿（Jeff Elton）和

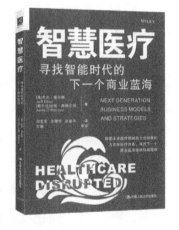

安妮·奥赖尔登（Anne O'Riordan）所著的《智慧医疗：寻找智能时代的下一个商业蓝海》不失为一本好的参考书。该书聚焦对医疗行业发展至关重要的运营与商业模式，为医疗健康行业快速适应环境的变化提供切实可行的指南。全书分为海啸般的变化、从战略到价值的新商业模式转型、建立新的组织、回顾与展望等部分，不仅定义了优选医疗健康行业以患者和价值为中心的新商业模式，而且阐述了如何从以产品为中心到以价值和服务为中心的转型，以及对治疗效果和价值的需求将如何影响所有相关组织。

该书还展示了如何采用将真实数据结合可扩展的技术和先进的分析方法，从根本上改变医疗服务，从而改善治疗结果。作者通过大量现实中的案例，用丰富的科学和技术知识来解读被颠覆的医疗环境，为读者提供了如何改进产品、服务和策略的框架，使其能够在基于价值的健康体系中发展。该书作者充满睿智的独到见解，对从全球角度理解健康服务具有重要的启发意义。

智能时代的健康行业

作者指出，目前大多数国家医疗健康费用的增长超过了国内生产总值的增长速度，未来全球医疗健康行业将经历一场深刻的变革，即从奖励销售额、执行程序和治疗患者向关注人口整体健康、患者治疗效果和医疗系统，并向以患者为中心的商业模式转型。在未来，新的靶向疗法、智能诊断学、先进的信息学和数字技术有望重新定义医疗健康，因为它不那么被动依赖于传统的设施和急性干预，而是对健康起着积极管理的作用。发达的医疗系统将明确地向精准医疗的实践迈进，其核心是真正的患者，以及实时调整以适应治疗方法的各种形式的信息和证据。这些系统还将提高人们对医疗健康的期望和标准。该书主要涉及的是传统制药、生物制药、设备、诊断领域以及新的数字医疗颠覆者的进化，这些是推动变革的动力，并为全新的运营模式铺平了道路。全书特意提供了较为广泛的观点：第一部分，记述了整个行业发生的海啸般变化，并概述了该领域所有类型的参与者所面临的最重要的战略问题。第二部分，描述了四种截然不同的商业模式在传统制药、生物制药、医疗设备和数字卫生技术领域的应用。这是传统公司的变革努力和创业的结果，也是向其他领域成熟及成功企业扩张的结果，这些商业模式将医疗健康视为非常有吸引力的新市场。第三部分，为行业伙伴关系和协作提供了以价值为中心的解决方案的新框架，以及如何为这些新治疗效果和组织建立人才和绩效评估体系。第四部分，作者擘画出对未来的憧憬，重新考虑估值如何从其他行业的混乱中转移，并总结出所有领导团队都需要关注的基本问题。该书作者坦言：只有当我们能够积极合作创造未来的时候，才可能在未来实现医疗健康的最佳解决方案。

医疗体制的改革关键

该书作者认为，医疗健康行业的巨变已经开始。这是我们第一次看到跨行业边界的大规模协作。医疗服务提供者、制药公司、医疗器械公司、保险公司、护理人员、卫生保健人员、患者、公民、健康公司和技术颠覆者，正在以围绕着推动医疗健康成效的具有创新性的方式联合起来，而这些成效对保持长期的经济可持续性至关重要。积极的推动因素有很多，包括科学的进步、基因组的建立、健康生活方式、数据的进化和可用性等。作者通过探索未来医疗领域的四大创新模式，以期为实现医疗改革、寻找下一个商业蓝海提供有的放矢的指导。该书详细介绍了未来颠覆医疗健康行业的四类商业模式中的创新者：①精益创新者。作为收购者和高度优化的供应链引擎，它们有潜力颠覆许多模式，管理创新者的治疗产品，以获得很好的盈利能力。②以患者为中心的创新者。它们推动行业以分析为导向，以价值为中心，并接受可能对患者有利的所有形式的创新。③价值创新者。它们专注于特定的患者人群，并针对其实现一系列高质量的医疗成效。④新型数字化医疗健康公司。它们通过将其技术、基础架构和开发人员网络部署到健康与治疗管理中，将数字驱动的倡议作为战略中心来实现数字化。未来，经济、社会和科技等力量的共同作用，对每个人在医疗健康领域的"工作"都将产生令人信服的改变，问题是我们如何"整合"这些改变。如今我们看到了新的、具有高性能及高价值的业务和运营模型的轮廓，即医疗健康模式可以更好地改善患者的生活质量并提高国家和企业的生产力。不可否认，如何创造价值是这个不断演变的医疗健康体系成功的关键。对患者而言，价值就是好的临床结果；对医疗市场的参与者而言，价值就是可持续发展和盈利的能力。

患者至上的智慧医疗

在一个充满巨变和不确定性的时期，对新的商业模式的探索和理解，对于患者获得现有科技条件下的最好结局至关重要。智慧医疗的目标是推进所有医疗健康的利益相关者之间富有成效的讨论，以便他们能够扮演新的角色，促进患者健康，并为整个医疗系统增加价值。确立以患者为中心之后，医疗机构、卫生当局、治疗和服务公司等其他各方将如何排序？曾经领先的企业是否有可能转向新的领域？它们能否在最后保持现有的角色和影响力？针对以上问题，该书作者给出了切实可行的回答。他们的大规模患者调查结果表明：患者的信息支持需求在治疗甚至诊断前是很高的；患者通常不知道有哪些服务可以帮助他们；当患者意识到服务的时候就会使用；患者重视所有重大疾病的服务；患者希望医疗保健专业人员成为他们管理健康所需服务的主要信息来源，但他们也认为数字渠道越来越可信和重要。以患者为中心的创新者具有以下特征：重点关注诊断前阶段，提供预处理服务；利用数字参与作为与患者沟通的补充渠道，但并非排他性渠道，这些企业将首先努力与医疗健康专业人员建立高可信度和高信用度的伙伴关系，为医疗机构提供可自行部署和利用的工具，以帮助患者管理其治疗；它们将投资于患者和医生服务的质量和效果。毋庸讳言，以患者为中心的创新者的关键能力之一，是必须培养分析单个患者情况的能力。因此，现在的健康服务越来越以患者、消费者、数据分析驱动、数字化实现和向新的数字化经济移动为核心，这也意味着现存体系的瓦解。该书作者坦言：现有组织只有顺应潮流趋势，积极探索转型之道，才能在智能时代发现医疗健康行业的下一个蓝海。

未来医疗的美好愿景

该书揭示了医疗健康服务的巨变是如何显著改善患者和经济效益的，它为公司提供了如何适应和保持与数字医学新时代相关的选择。该书作者指出，健康服务是多数国家经济中最大的独立部分，通过占国内生产总值的百分比来评估，每天都在以更快的速度发展。医疗健康数据显示，在全球范围内，人类的寿命比以往任何时候都更长，生活质量更高，我们的经济也因此变得更有效益。对人类和整个社会来说，医疗健康极为重要。人们已经习惯于为物有所值付费，而且价值越大就越愿意付费。未来，健康服务日趋市场化，我们将患者置于健康服务的中心，专注于使他们保持健康，让他们参与到如何和何时寻求帮助的决策中，以及鼓励他们自己管理更多的环节。智慧医疗的共同点就是专注于以最大的效率和价值，实现可能最好的临床效果。所有改革都致力于将以设施和人才为中心的模式转变为一种利用数据、证据和洞察力的模式，将医疗健康释放到家庭中，由数字基础设施支持，在新的层面上吸引患者。如今，我们已经拥有实现这一目标的欲望、抱负和技术，当前关注点从数量向科学和医疗成效偏移，转向未满足的医疗需求和广大市场的解决方案，走向数字化健康和协作的医疗途径。预示着将出现一个大胆地实现了有利改变的未来：正在重新定义医疗服务的发生地点、治疗本身、药物、谁负责医疗健康、医疗创新的整个价值链，正在向以患者为中心的供应链转移，创建新的公司，将以不同的方式为医疗健康服务付费。一个令人激动的时代正在到来，我们将在这个充满创新、极大改善多数患者治疗效果以及为大众创造更多价值的新世界里期待着新风景的出现。

历久弥新的传世佳作　医学教育的真谛揭示

——《弗莱克斯纳报告：美国和加拿大的医学教育》

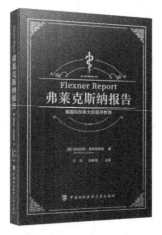

亚伯拉罕·弗莱克斯纳（Abraham Flexner）是美国著名的教育改革家和批评家，普林斯顿高级研究院的创建者和首任院长。他对美国教育的影响涉及各个领域，尤其是在高等教育领域硕果累累。他受卡耐基基金会的委托，对美国和加拿大的医学教育进行了独立调查，并于1910年发表了《弗莱克斯纳报告：美国和加拿大的医学教育》（以下简称《弗莱克斯纳报告》），毫不留情地抨击了当时美国医学院校的低劣水平，不仅揭露了美国医学教育中存在的差距和教学实践中的非科学性，还为改进美国医学教育的痼疾提供了建设性的思路和新的模式。他对医学临床教学与全日制教学的强调，为医学专业奠定了坚实的科学基础，设定了卓越的教育标准。该报告的问世激起美国医学教育改革的浪潮，开启了美国医学教育规范化、标准化的新时代，宣告了整个美国现代医学教育的开始。得益于该报告所产生的巨大变化，今天美国的医学在世界稳居领先地位。从《弗莱克斯纳报告》引领下的医学教育改革到普林斯顿高级研究院的创建，弗莱克斯纳现代大学思想对美国高等教育产生了深远、广泛而持久的影响。尽管《弗莱克斯纳报告》发表已逾百年，但其思想的光辉和所产生的影响历久弥新，依旧是医学教育领域值得人们反复阅读的世纪经典文献，关心医学教育者必将开卷获益。

历久弥新的传世佳作

1866 年，弗莱克斯纳出生于美国的一个犹太移民家庭，他 17 岁时进入约翰斯·霍普金斯大学，该大学高超的学术水平、自由的学习氛围、简明的行政管理策略给他留下了深刻印象。1905 年他进入哈佛大学，在获得哲学硕士学位后，于 1906 年偕全家移居德国柏林继续学习心理学和哲学。此后，他一直悉心考察和研究大学教育问题。在卡耐基基金会的资助下，他完成了对美国和加拿大 155 所医学院校医学教育的全面调查，并发表了著名的《弗莱克斯纳报告》。他以振聋发聩的激情控诉、匕首投枪般的犀利文笔，以及水银泻地般的实地调查数据和结论，给予了陈旧落后的医学教育模式致命一击。这份逾 35 万字、近 400 页的报告分为上下两篇，上篇包括 14 章，从北美医学教育的历史、基础、课程、资金、重建、流派、认证、毕业后教育、妇女等多个方面阐明了现代医学教育的原则和理念，并提出了一系列有针对性的医学教育改革建议；下篇对调查所及的美国和加拿大共计 155 所医学院校的情况分别进行了描述。

该报告以翔实的数据、尖锐的批评和睿智的建议拉开了北美地区医学教育改革的序幕。该报告所提出的提高医学院入学标准、四年标准化学制、关闭不合格医学院、重视临床教学和研究、质量重于数量等精英化医学教育理念，借助"霍普金斯大学模式"作为典范进行推广，对北美乃至全球的医学教育产生了广泛且深远的影响,这种历久弥新的理念一直绵延至今。该报告的主要内容、基本思想及其所引发的医学教育改革浪潮，从不同侧面展现出弗莱克斯纳现代大学思想的批判意识、精英色彩、自由精神、人文意涵等特色。从某种角度而言，弗莱克斯纳对美国大学的批判是进步主义运动时期"黑幕揭发者"运动在教育领域的延续。吉尔曼校长的学术精英思想、简明的管理及其所领导的约翰斯·霍普金斯大学重视科学研究、自由而积极的学术氛围在弗莱克斯纳现代大学思想的形成中扮演了重要角色。弗莱克斯纳在美国大学滑向功利主义、陷于自我满足、醉心于科学时，高举理性的大旗，进行负责任的思考，发出振聋发聩的呼声，并身体力行地推动改革实践。

医学教育的真谛揭示

弗莱克斯纳认为，一所大学的使命包括严格遵守普遍诚信、学术诚信以及科学准确性的标准。举凡社会中人，无人可比医生更具有真正的自我牺牲精神。而在此精英群体中，最应嘉许的就是承担了医学教育重担之人。该报告中披露出的事实备受瞩目且意义重大，所产生的影响不仅涉及众多医生，还包括普通大众；它拨开了迷雾，让人们看到了当时医学教育架构不仅赋予了教育工作本身唯利是图的性质，而且蒙蔽了公众，使其无法区分医生是具有真才实学还是不学无术。弗莱克斯纳的研究揭示的事实包括：毕业的医生严重供过于求，其学养和所受培训均相当低劣。不合格的医生充斥于市场的主要原因在于铺天盖地的商业型医学院，其生存的唯一手段就是引诱那些原本从事流水线工作的人盲目进入医学院就读。弗莱克斯纳强调，学院与大学往往漠视了医学教育的巨大进步和现代医学教育成本的增加。如果机构自身尚不具备最基础的设施和教学标准，就根本不应涉足医学教育。那些条件不足却企图开办医学院的机构，明显是在损害而不是推动文明进步。

弗莱克斯纳指出，医学教育是一项风险较高、代价高昂的事业，既是技能教育也是专业教育。在当时的商业化大潮的汹涌席卷之下，医学教育无法独善其身，原有的大学院系也沦为无根浮萍。推动改革首先需要的是真正的专业精神和科学信念，那些勇于迈出真正改革步伐的医学院值得载入史册，其中开风气之先者即芝加哥大学医学院。医学教育要想健康发展，主要取决于三个因素：首先是能否创建舆论环境，以区分学养欠缺和培养得当的医生，并推动立法规定所有医生均需具备医学科学的基础；其次是相关大学与学院对医学标准和医学教育的支持水平；最后是医学界对其自身行医工作所持标准的态度以及对其专业所持的荣誉观。弗莱克斯纳始终关注两个群体的利益，即希望学医和未来成为医生的年轻人，以及生老病死皆由医生掌握的普通大众。他明确指出，成为现代医生的前提是获得良好的通识教育。公众的利益要求培养出足够数量的学养深厚的医生以满足社会的需求，医学院教育质量所承载的责任，不仅是每位公民的个人福祉，更是涵盖了国家的卫生事业。弗莱克斯纳希望后人在提及该报告时，能铭记报告中陈述的目的及所持观点：希望该报告可以作为起点，鼓舞全美有智识的公民和医生加强医疗行业服务，将医学教育与普通教育体系正确地接轨。

堪为楷模的教育改革

该报告的内容涵盖了美国和加拿大所有医学流派的 155 所各类医学院校，调查人员不遗余力地收集了关于医学院校设施、资源及教学方面的翔实资料。弗莱克斯纳认为，合理的公开是医学教育进步的希望所在。所有学院与大学实际上均为公益机构，公众应对其管理和发展享有知情权。履行基金会职责的最佳方式，就是正确公正地介绍美国和加拿大医学院校的运作与设施情况。公众关注的是该医生是否经过合格的培养；同理，无论以什么流派名义行医，其医疗行为均需以医学所倚赖的基础科学为准。弗莱克斯纳指出，教育机构，特别是那些与学院或大学有关联者，对外界的批评意见都极其敏感，尤其关注那些将其自身举止行径或设备情况与其他院校对比后提出的贬损评价。回眸百年之前，弗莱克斯纳不甘于自身医学教育水平的落后，以去腐清创的勇气力推改革。在其后的岁月里，一大批办学质量不合格的医学院校被淘汰，而以约翰斯·霍普金斯大学医学院为代表的教学、科研、临床紧密结合的高水平医学院校则获得大量资金支持，举起科学医学的旗帜，从大学本科毕业生中遴选优秀人才成为医学生，经过4年严格的同质化培养，成绩合格的被授予医学博士学位，此即"4+4"医学教育模式的伊始。这些措施使美国的医学教育摆脱了落后和混乱的状态，逐渐发展成为当今世界一流的水平，成为现代美国乃至世界医学教育的里程碑。

我们深知，医疗的主体是医生，能否培养出好医生取决于体制。虽然中国目前的医学院校在规模、教学内容和教学设施等方面与当年的美国不可同日而语，但依然不乏诸多类似弊端和改革空间。"他山之石，可以攻玉"，希望这份史料翔实的报告，能够激励人们以刮骨疗毒、壮士断臂般的勇气推动医学教育改革走出新路，助力新医改，造福国人健康。中华医学会王辰副会长在该书中文版序中指出：医学人才的培养不仅关乎大众健康、医疗科技和产业兴衰，而且会直接影响社会的总体发展和国家安全。在未来对医学发展有重大影响的学科中，都需要广博的自然科学、社会科学和人文素养基础，以及术业有专攻的能工巧匠，而其最佳途径，莫过于在高水平大学接受完整的本科教育。在此基础上培养出的医学生，才有可能带领多学科团队挑战和冲击医学科技的制高点。我国要在医药科技和产业领域勇立潮头，亟待有一批深谙医学教育原理、兼具历史使命感和现实执行力的同仁和衷共济，以培养出一批具有多学科背景、能够立于医学前沿、具有更突出的创新思维和国际视野的领军人才。

医学教育的核心目标　培养良医的深刻见解

——《医生的培养：医学院校教育与住院医师培训的改革倡议》

回眸历史，医学教育和实践百年来历尽沧桑。1910 年发表的《弗莱克斯纳报告》催生了北美医学教育界的革命性变革，成为医学教育史上的不朽之作。100 年后，伴随着包括医学本身的社会各个方面的巨变，卡耐基基金会再次开展了全美医学教育情况的全面调研。基于其研究的基础，2010 年出版了由美国医学教育家莫莉·库克（Molly Cooke）、戴维·厄比（David M. Irby）和布里吉特·欧布莱恩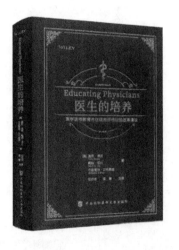（Bridget C. O'Brien）撰写的《医生的培养：医学院校教育与住院医师培训的改革倡议》一书，发出了对现代医学教育改革的倡议。该书是长达四年多合作的成果，为了彰显其共同努力的结果，作者们以姓氏字母先后排序。研究者采取四处巡游的方式进行实地探访，通过拜访美国顶尖的医学院校和教学医院，访谈了医学生、住院医师、教学师资、院长和管理人员。他们斟酌他人的建议，进行了大量的观察、采访、调查、阅读，获得了丰富的第一手调研数据。本研究是一首协奏曲，涉及多学科背景，广泛联合了医学教育工作者、心理学家、哲学家和高等教育的学者，系统梳理了医学教育的发展历程，分析了其模式的转变，提出了医学教育所面临的挑战及对其进行改革的建议。笔者认为，对于现代医学教育而言，该书的价值足以比肩百年前的《弗莱克斯纳报告》。在北京协和医院建院百年之际，由张抒扬院长等主译的该书中文版得以付梓，不仅是向协和医院百年华诞献礼，也为关心医学教育的有识之士提供了可资借鉴的他山之石，其中很多观点和理念对于非医学教育领域的各界人士也具有重要的参考价值。

医学教育的核心目标

先贤指出，医学实践必须深深植根于科学，而非迷信、投机和盲目的经验主义。医学教育的核心目标是培育医学价值观，主要标志就是全心全意帮助患者改善病情，或是广义而言服务大众，致力于在自己的专业领域里实现卓越。培养科学好奇心和科研方法被视为医学教育的根本，弘扬探索精神和追求自我完善，是每个医生日常工作中的基本组成部分。科研与医疗实践之间应该并行不悖，不存在鸿沟天堑。而最容易被忽略的是职业身份与服务精神中伦理道德的结合，同时还要养成负责任地思考和实践的习惯。拜倡导改革先驱们所赐，医学教育百年来逐步走向正轨。该书作者通过实地考察和对学习科学的研究，明确了医学教育的四大目标：标准化与个性化、整合、追求卓越、形成团队认同感。他们认为，目前医学教育过分强调事实型的医学知识，既忽视临床难题触发的探索精神，也未重视医生所在医疗系统的复杂性。医学教育在观察和纠正伦理道德行为方面，始终过于步履蹒跚、谨小慎微。医学的人文教育依然得不到足够重视，尤其是在培养熏陶学生更加富有同情心、更加务实、更加人性化等方面，而追求卓越其实也是医生道德培养的重要方面。促进专业素质培养的主要方法之一，就是让学生沉浸在能够体现医疗行业最高职业价值观的环境中，其中的人们追求卓越、相互合作、彼此尊重、充满恻隐之心。置身于如此环境中的临床教师能够使得医疗实践臻于完善，那种患者安危悬于一线、医师判断重于千金的感觉，有力地塑造了年轻医生的品质。作为医师，尽管独挑重担的行为值得称道，但勠力同心才能真正体现专业精神。

四处巡游的实地探访

近百年来，人们始终认为科学知识和生物医学概念是临床医学实践的核心支柱，而将临床智慧和工作诀窍、人文关怀和诚信、医疗创新以及大众对医疗工作的参与度等摆在次要位置。该书作者认为，医生的专业技能并非终极状态，诊疗患者的专业技术本身即一种动态现象，随时可能受到生物医学新发现、社会价值观和期望值、医疗卫生政策、医疗服务体系与技术变化等因素的影响。因此，需要一种全新的视角，认识到医生能力的重要性要高于正规科学知识。该书的主要内容涉及医生培养的环境条件与挑战、医学教育的基础、医学院校教育中的学生体验、毕业后的医学教育、医学教育的规范化管理与资助、组织变革中的领导力、医学教育改革、以高效政策支持实现卓越教育等。该书作者通过四处巡游来完成绝大部分研究，他们拜访从美国遴选出来并被认为是典范的医学院，他们认为在医学院中看到的不同惯例都是有存在意义的，因此提出的建议绝非可以坐享其成的白日梦，而是一些已经以某种形式实现了的实践经验总结。四处巡游不仅仅是一个非常适合用来描述研究医学教育方法的格言，具有讽刺意味的是，对于医学领域应用的标志性教学方法亦如此：以临床轮转作为医生最初的根基，让他们通过和更有经验的导师及同事一起四处巡游来学习。通过这种方法，新手医生研究了多个关于疾病和健康的例子，经历不同的医学模式，与不同的导师一起工作，参与治疗不同形式的疾病和残疾。在实地调研中，不仅发现了不少基础理论脱离实践的例子，也看到了振奋人心的创新，更观察到令人鼓舞的情况：通过建立体制文化支持并强化人文情怀和学生的专业价值观。

教育改革的必备要素

该书作者认为，临床教学工作的核心，在于制定制度和策略，让住院医生熟练并掌握技术、获得经验、培养自己的判断能力，并最终肩负起呵护患者健康的重任。他们总结出 5 个对改革目前医学教育必备的成功要素如下。①高效的领导者和团队。形成有效领导的关键是领导者个体与机构及其内部文化的恰当匹配。成功的领导通过专注的聆听、广泛的阅读、对问题深入的挖掘、寻找契机、挑战主流方式和提升系统化的学习来实现这一目标。他们提出愿景并唤起人们对变革的期盼，吸引并重用人才，营造具有创造力的文化氛围，建立起一套确保人们遵规守纪的组织结构，举止诚信谦逊，展现出实现使命的坚强决心，以及高效获得并充分利用资源。②重视创新、探索精神和持续追求卓越的机构文化氛围。实现优异业绩的关键是人们的精神状态，而不仅是找到合适的人选和建立适当的组织架构。真正的专业精神不仅是知之，还要行之；不仅是执行，还要追求尽善尽美。③可提升执行力、严明纪律和促进创新的组织结构。高效的组织架构可以通过设定高标准、监控成效和在未达标时采取行动来保证严谨度。这就需要明确目标、行动计划具有高度创造性、进行持续监测、拥有执行力强的领导。④鼓励创新和追求卓越的教学资源与支持服务。聘用经过正规培训的医学教育家与其他教师通力合作，对成功至关重要。⑤能够提高教育和学习科学水平的学术团体。应创建一个由热心教学的学者组成的学术团体，它以学术性社群的形式运作，帮助那些热衷教育的人探讨医学教育面临的关键性挑战，并分享其研究成果。该团体应该有清晰的目的、充分的准备、合适的方法、明显的效果、有效的展示，并能开展反思性的批评。毫无疑问，学术期刊对医学教育的学术化功不可没。

培养良医的深刻见解

该书作者指出，医学实践具有较强的动态性，而且其中的未知性或不确定性远超已知事实和最佳循证实践。医学教育的核心问题在于如何才能最有效地帮助学生们掌握各类知识和临床思维方式，并让他们能够恰如其分地调用不同方式。这一过程的重要组成部分，就是造就有爱心、同情心、关心他人、坚强和无私的医生。医生成长维度中关系最大的不是知识储备和所掌握的技能，而是医学生本身的人格、性情、自主选择能力与道德感。在如今的临床环境中，要想营造出有助于学生们成为宅心仁厚、善于沟通和拥有高度社会责任感的学习氛围，依然面临重重挑战。将专业素质培养视为一个不间断与反思的过程，其要素是培养独立思考、感知和行动的习惯，终极目标在于让医学生能够以自己独特的方式体现富于同情心、善于交流和拥有社会责任感的医生人格。在当下的医学教育中，整合的挑战无处不在，大多数学科会随着其不断成熟而更加细分并增加新的分支，而并非简单地简化与综合。专科化的普及还带来了跨学科诊疗及科研团队。训练学生进行反思实践的三要素是：通过实践进行学习，由导师和同侪提供指导、建议、批评和质疑，反思性探讨。其中反思性实践的意义在于医生能够对疑惑难解、独一无二或左右为难的病情提出全新的见解。总之，该书作者希望培养出的专业素质是指一个不断反思的过程，包括养成思考、感受和行动的习惯，能有助于学生成为富有同情心、善于交流、具有社会责任感的医师。该书中总结出的医师誓词尤其值得我们终身铭记：我宣誓将在各项学术和专业工作中，行正直之道、执济世之情、怀敬畏之心。

医疗改革的全球典范　创新模式的完美处方
——《创新的完美处方：向克利夫兰诊所学习科技创新》

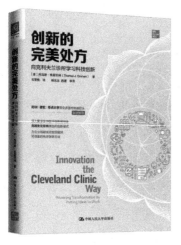

在行业竞争日趋激烈的当下，医疗行业面临前所未有的变化和错综复杂的挑战，要生存、发展、壮大，就必须进行创新。然而创新并非简单的口号，不能凭一腔热血来完成，它是一种能学习、可实践且能用来推动重大变革、不断取得持续成功的方法。想要成功就必须把握其内在规律，通过建立生态体系将创新想法付诸实践，全球创新领导者克利夫兰诊所的丰硕成果尤为值得借鉴。在《创新的完美处方：向克利夫兰诊所学习科技创新》一书中，托马斯·格雷厄姆（Thomas Graham）全面且系统地介绍了他们独创的成功之策。格雷厄姆是克利夫兰诊所首席创新官，也是一位拥有近50项发明专利的整形外科医生。该书的主要内容包括：如何让创新战略与组织使命保持一致，如何确定组织的创新资源并将其投入使用，如何通过培养团队内部及其之间的合作而激发创意，如何让最初的想法成功商业化，如何识别并避免最常见的创新陷阱，克利夫兰诊所创新的 10 条戒律和 6 个维度等。他们的创新模式不仅使自身获得了丰厚的商业回报，而且为几乎所有行业的领导者提供了改变游戏规则的范式。该书中汇集了众多的企业解决方案和富有启发性的真实案例，使得克利夫兰诊所独特的创新方法可供有志于改革的医疗单位借鉴，有助于人们打造出属于自己的创新方法。

医疗改革的全球典范

格雷厄姆认为，创新是组织必备的重要能力，对提升组织活力、保持竞争力都有着重要意义。打造卓越的组织是企业基业长青的根本所在，但如何让创新战略与组织使命保持一致无疑是个难题，尤其是在创新过程中如何评价创新的可行性、合理为创新项目分配资源、确定创新项目所处的阶段以及项目的商业化前景等问题一直令人费解，并长期困扰着大多数创新领导者。该书清晰地阐述了在由使命驱动的庞大组织中成功地运行创新引擎的理念、框架、方法和具体操作，指出创新需要完善的体系、科学的流程、可靠的伙伴和充满热情的领导者的努力。通过建立组织严密、富有经验且具有强烈使命感的创新中心，在医院内部负责技术研发、商品化和投资。作为首席创新官，格雷厄姆深刻认识到在组织体系中激发全员创造力的奥秘，以实际行动证实创新并非属于部分天才的特权，而是人人都能参与的活动，只有全员投身其中才能将创新事业最大化。他同时提醒我们应如何避开创新过程中的陷阱，为其成功保驾护航。克利夫兰诊所为 5 万多名员工的创新想法和发明提供全方位的支持，将其转化为能让患者受益的产品和公司，其创新中心也为来自世界各地的创新活动提供资金和孵化平台。每年举办的医疗创新论坛汇聚了 2000 多位医疗高管、思想领袖、投资者和企业家，大家聚在一起讨论行业内的最新创新、挑战和机遇。自 2004 年起，该创新中心获得了 600 项新发明专利，孵化了 70 多家公司，吸引了近 10 亿美元的投资。通过他们历经百年的不懈努力，克利夫兰诊所建立了一个庞大的创新生态系统，它不仅完成了改善和延长人类健康的使命，获得了良好的经济收益和发展动力，而且为当地经济发展做出了巨大贡献。他们自身的成长经历表明，创新不是偶然发生的，而是在尊重科学和规律的前提下的必然产物。对全球有志于创新的医疗组织来说，他们的成功是无比珍贵和值得借鉴的经验。

使命驱动的创新先锋

格雷厄姆坦言，创新是克利夫兰诊所的立院灵魂之一，使其成为一个医疗创新的磁场。该书通过一个典型案例诠释了克利夫兰诊所的成功之道。1998 年，他们正在尝试使用电子病历来保存医疗记录，这个新的系统不会产生堆积如山的纸质文件，可以减少医疗失误，而且方便医生输入或获取患者的数据。此外，该系统拥有百万数量级可长期追踪的患者资料，对医学研究者来说是一个基础知识库，可以提供强大的诊疗信息。但这些信息被隔离在防火墙之内，埋藏在互不兼容的系统里，难以被医生使用。为此，克利夫兰诊所的贾恩医生开发出一款名为 e-Research 的搜索引擎，能将这些数据从庞大无序的系统中解放出来，为研究者提供得心应手的工具。通过这个搜索应用软件，研究者可以在几秒钟内从数十万名患者记录中检索出所需的数据；其最重要的功能，是能够过滤掉所有患者姓名和其他可识别患者身份的特征。这一隐身功能让医疗机构不必担心患者的信息安全，开放它们的医疗记录系统，为研究者提供极大的方便。为了获得专利并把这个有价值且经过验证的想法推向市场，进行融资和吸引合作伙伴，该创新中心为贾恩提供了各种所需，并为这家初创公司提供办公室以及法律、财务、市场等方面的帮助。时隔不久，该公司的服务器中已经储存了 5000 多万人的医疗数据，400 多家医院和 20 多个健康医疗系统通过使用该工具对多种疾病进行全方位研究。贾恩发明的这一款令人振奋的医疗信息化新产品，不仅可以帮助研究者和患者，而且能为医院带来收入，最终还带动了地区经济的发展。2015 年，该公司被国际商业机器公司（IBM）收购，并入"沃森"医疗健康项目。这就是克利夫兰诊所创新最好的实例，将想法付诸实践。

享誉全球的创新"十诫"

经过百年的励精图治，克利夫兰诊所逐渐形成了一套指导创新的原则，格雷厄姆将其总结为创新"十诫"。①为最具创造力的人提供丰富的资源就会产生创新。创新需要需求、机会和能力等基本要素发生化学反应，营造让创新者和素材发生最佳反应的环境才会孕育出创新机会。②实现创新需要积极的策略和具体的行动规划。创新环境的构造深刻影响创新的结果，创意产生看似随机，但实践中仍有些推力可以增强创造性，优良的设计构建可以提高创新发生的概率。③在商业化过程中，合理地管理创新者的参与度是最终实现创新想法的关键要素。④管理流程的完善和持续性。负责知识产权开发的人应在实践中始终追求最佳流程和实践，克利夫兰诊所的创新之路已经成为经过验证的流程。⑤创新是一门可以实践、学习、讲授和量化的学科，需要自己的衡量体系和指标。⑥商业化体系距离医疗中心越近，创新的益处就体现得越充分。⑦创新多发生在跨学科领域，许多颠覆性的发现都产生在非直接相关的领域，所以需要发现和构建多学科的协作。⑧只有个人和机构都遵循企业的使命、目标协调一致，创新才会蓬勃发展。只有认识到完成使命的重要性，才能在面临风险时依然保持学术的自由，并提供产出成果的资源。⑨因为创新存在巨大的挑战，因此我们要为追求的过程庆祝，而不只是看重结果。如果不能对失败做好准备并为之庆祝，创新文化就会被扼杀。⑩创新不是学术使命的对立方，而是推动者。创新成功可以创造新的收入来源，进一步完成医院的核心使命。总而言之，克利夫兰诊所的这些信条让医疗中心和医院成为医疗创新的最佳场所。

值得借鉴的六度创新

克利夫兰诊所一直以为病患提供更好的医疗服务、深入解决患者的疑难问题、为医疗从业者传道授业作为自身使命。格雷厄姆认为，成功创新的关键在于执行力。他们根据自己多年的经验，通过深入思考使命驱动的创新，用罗盘的度作为形象比喻，将创新分为截然不同的"六度"，以反映成功的创新者在随机应变过程中展现出来的卓越方向感和适应性。①机会创新，其两个要素是优质的创新环境和巧合事件。机会创新与灵光乍现的创意不同，后者的高度随机性无法保证在创意涌现的瞬间有合适的客观条件将其转换为创新发明。②系统创新，其始于学术精英对改进现有技术的持续追求，是从理论到实践过程中最基础和重要的形式，是一切使命驱动创新的中坚力量。③综合创新，其印证了创新最适宜多领域结合推进的观点。无论终端输出的是知识、经验、资源、关系还是文化，联合创新人才和机构都是推动创新的最佳方式。④跨界创新，是将设想或已有技术转移到一个截然不同的学科中，或是为医疗创新领域吸纳非相关行业的人才，运用其专长去帮助医疗的创新。⑤战略创新，是针对明确的市场需求，整合专家与资源，为拥有强烈需求的消费者量身打造解决方案，它能提高效率、加速产出，是实践的极致。⑥前瞻性创新，创新如同使用光学镜片，前瞻性创新包括两个层面：一是发明家通过不同的透镜来观察问题和提供解决方案，二是将洞察力与敏锐的思维结合起来去发掘对重大问题更优的处理方式。时至今日，随着医疗技术的快速迭代发展，基于全球医学创新网络的开放式创新日渐成为创新的主流模式和主体形态。作为全球公认的医学创新摇篮，克利夫兰诊所一直依托科技创新与国际合作的独特优势，突破传统边界，聚合资源，引领全球医学创新的方向。

殊途同归的医疗难题　值得借鉴的他山之石

——《要钱还是要命：给美国医疗体制的一剂强药》

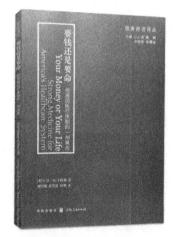

　　近几十年来，世界各国一直被医疗卫生服务领域存在的诸多问题所困扰，在美国这个问题尤为突出。日益增长的医疗支出、庞大的未参保人口、低效率的卫生服务体系、差强人意的国民健康指标等问题，促使各国政府都将医疗体制改革作为己任和政绩指标。就美国而言，虽然近20年来的努力并未使卫生体制出现根本性的革新，但是在持续的政策辩论中，有识之士通过广泛的观察和总结，对医疗体系的共同规律提出了崭新的认识和前瞻性的理论，美国哈佛大学著名卫生经济学家大卫·M.卡特勒（David M. Cutler）的《要钱还是要命：给美国医疗体制的一剂强药》一书对其进行了高度概括和总结。该书以通俗易懂的语言概述了美国医疗体系的发展历史，并指出其中存在的种种问题，通过各种例证深入浅出地解答了人们对医疗制度的种种疑惑。同时，介绍了各国医疗体制改革中面临的若干共性问题，讨论的内容涉及如何公平而有效地分配稀缺的医疗资源，如何建立符合本国国情的卫生服务与医疗融资体系，如何在保证国民健康水平的前提下控制快速增长的医疗开销等问题。该书不仅回顾了美国20世纪以来在医疗卫生领域的发展，以新生儿保健、抑郁症治疗手段的发展及心脏病的诊疗革新为例，总结了美国近几十年医疗服务发展所带来的成果和遗留的问题与缺陷，而且进一步剖析了这些问题产生的根源，并对如何衡量医疗服务的价值提出了创新性的认识和评价建议，通过独特的经济学视角，为解决医疗融资、保险覆盖、支付手段以及成本与质量控制等方面的难题出谋划策。作为全球著名经济学家的扛鼎之作，该书中的思想和分析方法成为当时及此后美国历次医疗政策革新的重要指导，卡特勒的观点为当时美国正在如火如荼进行的医疗改革辩论提供了突破性的论点与证据，窃以为对当下我国的医疗改革和医患关系改善也具有借鉴意义。

服务经济的入门科普

卡特勒指出，从经济理论研究的角度观察，"服务"与"商品"的性质有很大的差异。服务的本质特点是非物质性，即服务的结果不是有形产品。服务业既包括传统的家庭服务、保安服务，也包括教育、文化、卫生以及社会管理和政府部门等公共属性很强、市场失灵比较突出的各种服务。服务经济的这些特征给理论研究带来了不少难题，也导致了一些容易产生谬误的问题。例如，对服务业比重上升的多重含义理解有限；对精神和心理需求在服务业发展中的重要性认识不足；服务业在各个行业的性质和特点差异较大，难以概括其共性；服务业统计中存在的缺口与缺陷相对较多，对其测度和统计存在困难；在各国经济统计中，服务经济都是遗漏较多的部门，我国也不例外。医药卫生行业以往主要被归于社会事业领域，对其经济性质重视不够。随着全民收入水平的提高，越来越多的消费者愿意增加医药卫生等消费支出，使得其社会事业的经济性质明显增强，因此需要增加经济学的视角，更完整地理解医药行业的多种性质，特别是作为服务产业的性质。卡特勒提醒我们，要重视通过市场配置部分资源的重要性和借鉴经济学分析方法的必要性。需要看到，由政府提供公共服务并不是真正的免费，而是居民以纳税的方式集体付费。以这种方式提供的服务内容，既需要有高度的社会共识，也需要有比较完善的提供网络，以保证低收入者也能够平等地分享，公共卫生服务就是其典型代表。回首来路，我们在有些没有太大价值的医疗上浪费了太多的钱，而人们所接受的医疗服务又明显不足。目前有很多疾病是可以医治的，但是治愈的成功率很低。尽管有了各种药物，但只有 1/4 的高血压患者成功地控制了血压，对糖尿病、高胆固醇、抑郁症及哮喘等疾病的控制效果也同样不理想。那些我们不去预防到后来不得不去治疗的疾病，往往要花费更高的成本。

殊途同归的医疗难题

卡特勒认为，医生的首要职责是关注患者的症状，医疗改革中卫生经济学家关心的首要问题是费用。医疗救治成本高昂，在美国，平均每年每人要耗费将近 5000 美元的医疗资源，这比在汽车、电视、电脑上的消费全加起来还要多。这些直接的花费还只是"冰山一角"，保险公司和政府在医疗上的支出是家庭支出的 4 倍。卡特勒撰写该书的初衷原本是为美国的医疗改革辩论提供一些建议，它几乎是在人们的绝望中诞生的。卡特勒的主要观点是：我们的医疗体系在某些方面极其出色，但在另一些方面却堪称失败；在医疗保健上所耗费的巨额开销并非问题的根源，真正的症结是我们从中得到的价值太少；医疗报销制度的实施规则对医疗服务的提供有着举足轻重的影响；全民医保与节约成本可以在同一个医疗系统中共存。由于社会各界对有关医疗的基本问题所持有的观点莫衷一是，因此在如何对其进行改革的问题上要达成一致的观点更是步履维艰。卡特勒坦言：政府是唯一能够保证全民医保的机构，没有各个部门的协同行动，任何医疗卫生改革都不可能成功。美国的医疗体系正陷于危机之中，医疗卫生改革已被证实依旧举步维艰，多种尝试最终无果而终。大家终日都在被各种与医疗有关的问题所困扰：造成医疗服务获得障碍的官僚主义，被医疗保险中各种条条框框限制得崩溃的医生，管理式医疗奄奄一息，全民覆盖踌躇挣扎，成本控制也捉襟见肘。尽管初衷良好，但在医疗领域所获得的成果不尽如人意。从表面上来看，美国与中国似乎处于医疗保健体系的两端，美国作为一个发达国家，拥有更高的国民收入和极其昂贵的医疗支出；中国作为发展中国家，则有较低的医疗支出和较高的社会需求。人们也许会认为这两个国家无法相互借鉴，但其实中美两国都被相似的医疗卫生问题所困扰，两个国家的个人医疗支出都大大超出了多数人的承受范围，虽然医疗体系各有优势，但都在某些领域表现出体制上的缺陷。同时，两个国家存在的社会、自然与经济因素都不同程度地影响着人们的健康水平与长寿程度。因此，美国与中国正各自进行着基础性的医疗改革。

人体健康的真知灼见

人们普遍认为医疗花销的增长是一个非常棘手的问题，增长的医疗花销往往预示着渐渐出现的不祥之兆。同时，医疗服务的可及性也受到重点关注。卡特勒的研究显示：能促进健康的技术创新或能使人们活得更长的医疗措施，都能带来极高的回报。心血管疾病可以同时为我们展现出医疗领域最好和最糟糕的方面，技术的进步带来了显著的收益，大大超出了我们的花费，人们由于医学上的创新而寿命更长、身体更健康。但是与此同时医疗系统内存在大量的错误，医疗的公平性和可及性较差，所获得的成就与应得的收益还相距甚远。例如心血管疾病的治疗就物有所值，在心血管疾病上每花费 1 美元就可以获得 4 美元的回报。心脏病发作导致的病死率下降的主要原因中 1/3 是得益于精密治疗手段的发展；1/3 是由于非急性期使用药物的增加，包括降压药、降胆固醇药以及治疗糖尿病的药，这些药物有助于预防心脏病、突发卒中及复发；生活方式的改变总体来说最多可以解释健康改善的 1/3，吸烟的减少是最重要的变化。如今人们普遍很重视自身的健康，医学技术的进步和生活方式的改变，看起来是对健康逐渐改善的最重要的解释。行为变化中的很大一部分要归功于与疾病风险相关的新的医学知识，对心血管疾病来说，有吸烟、不良膳食、饮酒以及缺乏锻炼等不良行为习惯的人数一直在减少。然而，在疾病治疗中最严重的问题并不是治疗的滥用，也并非提供了不恰当的医疗，而是一些有价值的治疗却没有被提供，研究人员称之为治疗不足。即使是在今天，也只有 1/4 的高血压患者将其血压控制在了建议的水平，3/4 的高血压患者面临的风险超过了他们本应有的。不到一半的糖尿病患者控制住了血糖，胆固醇的控制率也同样很低。在生活方式的这一端，许多烟民想要戒烟却没有成功，并且有更多的肥胖者不断地在寻求减肥的方式。对慢性疾病的管理极度糟糕，经常会诱发致命的后果。导致治疗不足的原因很多，包括医生没有开出正确的处方、患者没有遵照医嘱服用药物等。然而，在如何确保医生开出了正确的处方或者保证患者正确地服用药物的过程中，分文未花。事实上，整个医疗体系是不鼓励外展服务的，因为当医生去提供这种服务时收入就会减少。还有些人接受了过度医疗，接受大手术的患者中，每 10 例中就有 1 例没有达到手术所需要的必备临床标准。有些地区在医疗上的支出是其他地区的两倍，却在死亡率和生活质量上别无二致。因此，只要我们不从整体上改变这个体系，就永远得不到很好的医疗服务。

预防与治疗

人类探索真理、推动医学前进的总调性，是在前进中带着曲折，在回望中带着希望，在快乐中带着忧伤和遗憾。

胃肠肿瘤的防治秘籍　业界翘楚的科普佳作

——《早期胃肠癌探秘：百姓必备的知识》

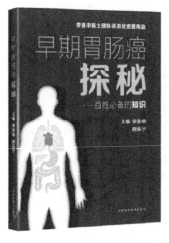

随着物质生活水平的大幅度提高，人们对健康的需求日益增长，而癌症已经成为严重威胁国人健康的顽疾。最新统计数据显示，我国恶性肿瘤的病死率已约占国民全部死因的 24%，且每年的医疗花费超过 2200 亿元。如何有效预防和早期诊治癌症，降低癌症的发病率和病死率，是我们必须面对的现实问题。作为中国消化病领域研究的领军团队，李兆申院士领衔的海军军医大学长海医院（以下简称长海医院）消化中心尤其擅长消化系统的内镜技术创新与普及，始终倾力关注消化道早期癌症的筛查。为了以实际行动落实习近平总书记提出的"没有全民健康，就没有全面小康"的重要论述，他们依据国内外最新的科研成果，广邀热心科普的全国消化界精英，凝心聚力地为大众进行早期胃肠癌防治的科普。2021 年新年伊始，他们举全中心之力编写的《早期胃肠癌探秘：百姓必备的知识》一书面世，为广大读者献上一部胃肠肿瘤的防治秘籍。该书的所有作者，在日常繁忙的治病救人工作之余，牺牲自己宝贵的休息时间进行创作，最终将这部科普精品呈现在大众面前。该书的出版，彰显出我国消化领域业界翘楚团队在从军为民、呵护大众健康中挥之不去的科普情怀。

业界翘楚的科普佳作

没有全民健康，就没有全面小康，健康事业内涵和外延的拓展，让广大健康工作者产生了时不我待的紧迫感和舍我其谁的使命感。李兆申院士指出，民生之痛，痛点在癌。恶性肿瘤是我国人民健康的头号杀手，社会公众"谈癌色变"，不少百姓"因癌返贫"。最新研究证明，早诊早治是国际公认的对抗癌症最有效的手段，对人体健康贡献最大的是通过普及医学知识以提高个人的健康意识，让大众成为自己健康的第一责任人，这才是解决问题的最佳方案。目前我国胃癌的早期诊治率低于10%，由于对消化道早期癌症的筛查能获得较高的成本效益比，作为全国政协委员，李兆申院士提出的"发现一例早癌，挽救一个病人，幸福一个家庭"的策略，尤其适合当下的国情。他坦言：作为国家消化系统疾病临床医学研究中心，向广大群众普及医学知识，提高国民的健康素质，尤其对消化系统肿瘤进行科学、准确、有针对性的科普是我们义不容辞的责任。该书的内容就是长海医院多年临床实践经验的总结，前三章主要介绍了食管癌、胃癌、结直肠癌这三种最常见的消化系统肿瘤，针对每种肿瘤，分别从基本概况、易患人群、临床表现、治疗手段、如何早期诊断、是否能彻底治愈以及如何有效预防等方面，深入浅出地进行了科普。不仅如此，该书还对大众不甚了解和心怀畏惧的胃肠镜检查进行了科学揭秘。尤其值得称道的是，置身网络大数据时代，为了适应融媒体时代的大众需求，该书特别提供了14个学术水平高、技术操作规范、内容通俗易懂的视频录像，以动态直观的方式精心解读了胃肠道检查的全过程，并与主流网络媒体合作，推动医学资源和科普空间向线上拓展。他们尝试通过该书的出版，用通俗易懂的语言和大众喜闻乐见的方式进行胃肠道肿瘤及其相关知识的全方位科普。

早诊早治的智者之思

李兆申院士指出，在我国，食管癌、胃癌、结直肠癌引发的死亡人数占所有肿瘤死亡者的40%，全球一半以上的食管癌和胃癌发生在我国。三大消化道癌已然成为压迫国民健康的"三座大山"，不仅给个人带来巨大痛苦，而且给家庭和社会造成沉重的负担。癌症防控的关键是要尽早，早期消化道癌大部分可通过内镜下进行微创治疗，五年生存率超过90%；而中晚期患者即使经过手术和放化疗，五年生存率仍不足30%。让人扼腕叹息的是，我国消化道癌中有近85%在确诊时已属于中晚期。必须承认，长期以来，国内医学界将更多的精力放在诊治晚期癌症上，忽视了对癌症的早诊早治与全民科普。如今提倡早诊早治，关键在普及。发达国家的经验告诉我们，在无症状人群中开展筛查是降低消化道癌发病率和死亡率的必由之路，而筛查目标人群的接受度和参与度对筛查计划的实施效果举足轻重。当前社会人群中普遍存在"不愿意筛查、不知道要筛查、不知道在哪里筛查"等问题，同时，医学谣言光怪陆离、科普栏目鱼龙混杂，针对这些问题，如果权威专家、主流媒体不及时发声，公众就很容易被一些不实信息所蒙蔽。为有效遏制我国消化道癌的高发态势，提高大众和医务工作者对早期筛查的重视与参与度，李兆申院士倾心尽力领衔精心编写该书。李兆申院士坚信：为者常成，行者常至，功不唐捐，跬步千里。作为我国消化学界的大家，他在潜心钻研学术的同时，牢记自己的社会责任，秉承"功成不必在我"的精神境界和"功成必定有我"的历史担当，率领自己的团队积极投身于医学科普事业之中，做出了很好的表率。他希望该书的出版能成为新时代消化道癌科普工作之滥觞，并激起层层后浪，收到阵阵回响。通过大家的努力，让医学科普活动更加丰富、体系更加完善，让中国特色健康文化根植于人心、风靡于华夏。

消化精英的专业建议

该书作者坦言：缺少胃肠镜检查的防癌体检都是徒劳。该书中针砭时弊的专业性建议俯拾皆是。例如，是否进行胃肠癌的筛查，临床上最重要且易判断的因素是年龄，癌症的发病率随年龄的增长而升高。内镜检查是目前最可靠的消化道癌筛查方法，内镜检查结合黏膜活检是目前确诊的"金标准"，早期消化道癌大部分可通过内镜下微创治疗达到根治。黏膜的"萎缩"和"肠化"虽然被称为癌前状态，会使胃肠癌患病风险增加，但多数人在 10 年甚至几十年内不会癌变。胃癌是幽门螺杆菌（*Helicobacter pylori*，Hp）感染的严重后果之一，尽管世界卫生组织认定幽门螺杆菌是一类致癌物质，但并非感染了幽门螺杆菌就一定会得胃癌，只有约 2% 的幽门螺杆菌感染者最终会得胃癌。积极有效的早期筛查，可使胃癌早期诊断率超过 60%，而 95% 以上的早期胃癌可以根治，极大地延长患者的寿命，提升生命质量。胃癌的预防重点在三个方面：一是定期筛查，及时发现癌前病变；二是避免长期口服对胃刺激性较大的药物；三是改善生活方式，尽量避免导致胃癌的诱发因素。与枯燥乏味的科普作品不同，该书在写作手法上不乏趣味横生的描写，令人忍俊不禁。例如，人体林林总总的癌大致遵循三种发展模式，形象地讲就是"海龟""飞鸟""狗熊"。海龟爬得非常慢，闲庭信步也能追上，由于癌症进展极其缓慢，即使不进行早期诊断，也可以发现并成功治疗，典型的例子就是多数皮肤癌和甲状腺癌。"飞鸟"发展模式的癌症进展异常迅速，当它们被检测到时绝大部分都到了晚期，早期筛查困难重重，最典型的就是胰腺癌，五年生存率低于 1%。"狗熊"发展模式的癌症则不同，相对于前两种发展模式，其不慢不快，如果忽略它就可以逃脱，如果及时发现就能够及时捕获，这类癌最适合早期筛查，胃癌和结直肠癌就是早期筛查最成功的典范。

精彩纷呈的科普精品

作为国家消化系统疾病临床医学研究中心，李兆申院士领衔的长海医院消化团队，是一个有优良学术传承且人才辈出的高水平研究型群体，业界精英不仅以自己渊博的学识确保了该书学术质量的上乘，而且在全书的内容设计、谋篇布局上均秀出班行,尤其是为读者着想的人性化设计更是令人钦佩。在这本图文并茂的科普佳作中,不仅有各种高质量的内镜下拍摄的早期胃肠道肿瘤的专业图片、各种有助于读者理解的一目了然的示意图和多幅引人入胜的幽默漫画,而且最匠心独具之处是在读者可能产生疑惑和难以理解之处配有 14 个录像视频。读者通过扫描该书中附带的二维码就可以直接观看有关视频,有专业人员深入浅出地为读者答疑解惑。这些视频的内容涉及人们关注的许多热点问题,如哪些人应该接受消化道内镜筛查?胃肠检查的过程及受检者该如何配合?什么是无痛胃肠镜?如何进行胃肠道准备及怎样判断其是否合格?胶囊胃镜检查能替代传统胃镜吗?在这些高质量的视频中,不仅有金震东、杜奕奇、王洛伟等全国顶尖的业界翘楚亲自出镜为大众进行科普讲解,而且有长海医院消化中心这个精英团队中后起之秀的集体亮相,他们通过情景对话和实际操作演示为读者指点迷津;同时还邀请到通力协作的麻醉科医生通过耐心细致的讲解打消受检者的顾虑;对于我国自主研发的磁控胶囊内镜技术,借助高科技三维动画的逼真情景再现,给读者留下深刻印象。总之,这本高学术质量、富有人文关怀、匠心独具且精彩纷呈的科普作品,不愧为长海医院消化中心这个精英团队心系大众、从军为民的精品力作。

引领潮流的精品力作　独辟蹊径的镜中乾坤

——《经自然腔道取标本手术学》

世界读书日之际，有幸获赠中国医学科学院肿瘤医院王锡山教授领衔主编的《经自然腔道取标本手术学》，并利用假期认真拜读了这部 300 万字、逾 1500 页的皇皇巨著，不仅学到了许多医学新知，而且感受颇深，敬佩之情油然而生。作为一位以救死扶伤为己任、整天在手术台上为挽救生命与死神搏斗的外科名家，王锡山利用繁忙工作之余的闲暇时光，在自己擅长的经自然腔道取标本手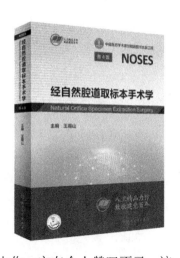

术（NOSES）领域，广集众智地编撰出这部大作，实在令人赞叹不已。该书无疑是现代医学多学科合作的结晶，在赫捷院士的鼎力支持下，以结直肠外科王锡山教授为核心的专家团队，携手消化内镜、泌尿外科、妇科肿瘤、胃肠肿瘤外科、老年外科等多学科志同道合之人，勠力同心、和衷共济，使这部精品力作成为致敬中国共产党成立 100 周年的献礼如期面世，并于 2021 年荣获第五届中国出版政府奖图书奖提名奖。不仅如此，为了向世界展示我国在经自然腔道取标本手术领域的领先技术和丰硕成果，该书的英、韩、日、俄、法、越等多语种版本相继出版，极大地提升了我国在该领域的国际地位。这些图书出版之后，人民卫生出版社专门为其举行了战略研讨会，该社董事长王雪凝指出，这套多语种系列图书既宣传和推广了中国医学的先进技术，又以出版为媒介推动了国际合作与共同进步，是中国原创医学技术走向世界的代表图书，作为中国外科学发展水平的实证，对世界了解中国外科学的创新与发展具有深远意义。

引领潮流的精品力作

作为一部引领潮流的学术巨著，该书的作者团队将丰富的临床经验和精美的手术图片相结合，系统地展示了 NOSES 理论体系与诊治消化道肿瘤的领先技术。该书的主要内容包括 NOSES 总论，采用 NOSES 涉及的肿瘤，包括结直肠、胃、肝、胆、胰、脾、肾、膀胱、子宫体、子宫颈等，着重讨论了经自然腔道内镜手术、类-NOSES 与借道 NOSES 的相关问题、NOSES 常见并发症及其处理，并介绍了一些罕见和疑难的 NOSES，该技术如何用于联合脏器及多脏器切除，同时无私分享了 NOSES 专家的多种经验与体会。在该书的附录中，提供了中国结直肠肿瘤 NOSES 专家共识（2019 版）、国际结直肠肿瘤 NOSES 专家共识（2019 版）、中国胃癌 NOSES 专家共识（2019 版）、国际胃癌 NOSES 专家共识（2019 版），以指导读者进行规范性操作。该书不仅介绍了 NOSES 在全球范围内的发展历程和现状，而且详细阐述了手术中涉及的各种外科技艺，包括所需的技术要点、操作技能、适应证及禁忌证等，同时在每一章节中都对腹腔镜消化道肿瘤手术的相关热点、技术难点和关键问题进行了详细且全面的分析。总之，该书不仅是一部包含 13 篇 85 章学术内容、附有 4 个专家共识的 NOSES 百科全书式著作，而且更为吸引读者之处在于，书中附有 23 个手术视频和 19 个动画资源。读者通过手机扫描书中所附的二维码，就可以非常便捷地观看有关内容，从而使该书不失为一部媒体融合的创新之作。

作为一部富含创新的学术巨著，该书不仅荣获中国出版政府奖图书奖提名奖，而且获得业内顶级专家的高度肯定，赫捷、董家鸿、郭应禄、樊代明、郎景和5位院士为该书倾情作序。该书不仅适合胃肠外科医生阅读参考，而且有助于普通外科医生学习与提高业务技能。该书的作者衷心地希望更多的临床医生能从阅读该书中受益，更好地了解NOSES，从而使更多的患者可以从这种微创手术中获益。在该书前言中，王锡山满怀深情地写道：NOSES是医生的杰作，更是患者的福音。它是中国的，更是世界的。依笔者愚见，就国内相关领域已经出版的学术专著而言，无论是该书的作者队伍、学术内容还是技术水平、创新思路，都堪称一流。

独辟蹊径的镜中乾坤

王锡山指出，中国NOSES人是一群既富有家国情怀又具有实干精神之人，他们信奉"实力靠积累，实干是关键"。正是他们将NOSES创新性地应用于下腹部器官肿瘤的诊疗，解决了"微创中的微创、疑难中的疑难"，实现了从NOSES的创新实践到理论体系的逐步完善。为了向中国共产党成立100周年献礼，中国NOSES人决定做两件实事：一是开展中国胃肠NOSES百场公益学术活动，通过开展"红色之旅"，服务基层百姓、感受革命传统、领略"红色基因"、创新共同发展；二是在前三版NOSES手术学专著的基础上，撰写涵盖胸腹盆腔肿瘤内容的第4版NOSES手术学专著。自该书的编写工作启动后，全国相关领域的专家热情高涨，积极建言献策，使得这部专著不仅全面涵盖了外科中的结直肠、胃肠、肝胆胰、胸部、泌尿、甲状腺外科，还包括了妇产科和消化内科。同时，专家们不满足于常规的NOSES手术，随着经验的积累和技术的精进，还开展了很多疑难复杂的NOSES手术，比如经自然腔道取标本的胰十二指肠切除术、右半联合胰十二指肠手术多脏器切除术等，极大丰富了该书的内容。为了更好地阐述NOSES相关手术概念及其理论体系，该书将类-NOSES和借道NOSES独立成篇，便于引领和规范NOSES相关技术的开展与普及。更为可喜之处是，该书中记录了很多由中国学者创新的NOSES手术，填补了国际外科领域的空白。此外，将专家经验集锦进一步归类，以务实求真的态度撰写每种技术及其术式，以便将 NOSES 精髓传递给每一位读者。

王锡山认为，NOSES 在中国发展如此之快，首先因为它是历史的产物，更是医学发展之必然。中国腔镜发展逾三十载，技术水平不仅与日俱增，而且不断创新。业界翘楚们已由初始阶段的创新炫技，日趋精进到当下的理性规范、务实求真。2017 年成立的中国 NOSES 相关学术团体，使 NOSES 真正进入了科学、规范、健康、有序的发展阶段。针对 NOSES 相关的质疑，中国 NOSES 人集思广益，树立"创新心高洁，山高我为峰"的目标，更有登高望远的眼界和海纳百川的胸怀。中国 NOSES 人以组织建设为保障，在技术推广上以学术专著为蓝本，以集思广益制定共识，以规范指南为导向，以手术示教为范本，以小班实践为抓手，以网络转播促推进，以国际大赛为平台，以国际会议为载体，共同发出中国好声音。综上所述，正是源于这批志同道合者的勠力同心，一部包含 13 篇、逾 300 万字的鸿篇巨制最终呈现在读者面前，该书堪称有关 NOSES 的百科全书式著作。

应运而生的创新之举

时至今日，创新已成为当下和未来发展的主旋律。王锡山指出，NOSES 已从手术入路和获取标本方式上找到多个从量变到质变的创新点。第一，医生技术的提高，表现在肿瘤切除和重建已不是技术壁垒时，一定是采用 NOSES 能为他带来创新的成就感，又不增加技术操作的困难，所以 NOSES 是医生的努力方向。第二，对患者而言，手术的体验就是感受到疼痛和看到手术切口。NOSES 避免了患者的不适体验，同时腹壁功能障碍少、美容效果好、心理影响小、精神压力轻、有良好的社会心理暗示作用，有利于患者建立自信，尽快康复和回归正常生活。因此， NOSES 是患者的首选，也是未来发展的方向。第三，NOSES 并非单纯的技术问题，而是观念的更新。回眸历史，人们曾对腔镜普遍不接受甚至诋毁；时至今日，人们已对 NOSES 广泛接受且力争采用，这就是例证。能正确面对自身的机体器官者，一定会理性接受 NOSES 未来之发展。第四，从开展 NOSES 的专业看，众多外科、妇产科和消化内科等都已开展，均证明 NOSES 前景广阔。第五，从数据分析来看，开展 NOSES 的医院与日俱增，而且近期效果好，并未增加并发症的发生率。第六，器械研发是未来的重点。医学进步依赖光学、电学、器械学、工程学甚至美学的发展，手术的术式创新有赖于各种手术平台的建设与发展，相信新器械设备的研发将会有助于 NOSES 未来之发展。

王锡山坦言：我们已经感觉到 NOSES 是理念与技术的融合，是灵感与实践的碰撞，是传统与现代的互助，是规范与创新的相约。如今 NOSES 已经形成一个完整的理论体系，它凝聚着国内外专家的辛勤付出、智慧成果和无畏奉献，必将开启微创诊疗的新时代，必将会在发展与祝愿中砥砺前行。笔者认为，该书不仅是一部专业巨著，而且彰显出王锡山的许多医学人文理念。在该书的扉页上，用中英文赫然印着他奉行的 8 条为人之道和行医准则：我们现有的知识和经验以及惯性思维往往是我们创新的最大敌人，也是我们否认别人的理由；用技术赢得天下，靠德行赢得未来；用欣赏的眼光看待别人的成绩，用挑剔的目光看待自己的不足；一个外科医生敢于否定自己的那一天，才是真正成长起来；当我们的努力过程变成成绩的那一刻，成绩就代表过去，我们要向新的目标启航；人类机体的完美弥补了医学的不足和我们的自以为是；实力是唯一的话语权，实干是唯一的兴邦路；智者天下，善者未来。

卵巢衰老的奥秘揭示　医者仁心的人文情怀
——《卵巢衰老》

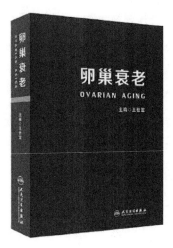

2022 年新春伊始，由医师报社与中国医药卫生文化协会共同主办的"2021 我与好书有个约会·医界好书"评选活动圆满结束。在社会各界推荐的 356 部参评图书中，经评审委员会评审、网络投票、学术委员会审议，由华中科技大学同济医学院附属同济医院妇产科（以下简称同济妇产科）王世宣教授主编的《卵巢衰老》最终荣获"十大医界好书·医学学科"第一名，可喜可贺。随着我国人口老龄化进程的加快和生育政策的调整，卵巢衰老无疑是妇产科及生殖科领域的热点问题，卵巢衰老防治的重要性日益凸显。王世宣及其领衔的同济妇产科团队十余年来一直在妇科肿瘤及与卵巢衰老相关的基础和临床研究领域深耕，取得了令人瞩目的丰硕研究成果，在国内外享有较高的业内知名度。作为全球首部系统介绍卵巢衰老相关知识的百科全书式著作，该书汇聚了同济学者 14 年来对这一领域深耕细作的经验总结和学术积淀。这部基础研究与临床研究交相辉映的学术佳作，不仅内容翔实、权威，实用性强，涵盖国内外卵巢衰老研究的基础及临床各个方面，而且在写作上兼具了很好的科普性，深入浅出地为读者解读了卵巢的兴衰奥秘。作为终身从事妇科疾病研究的"妇女之友"，王世宣在该书前言中写道：谨以此书献给所有女性和为了女性健康事业而不懈奋斗的人们。窃以为，鉴于该书的作者团队为全球卵巢衰老研究领域的先行者，写作中可以用来参考的文献和借鉴的书籍甚少，研究成果的结集出版与其说是"编"和"写"，不如说是"闯"和"创"。因此，该书不仅学术价值弥足珍贵，而且有助于广大女性提升自己的健康水平和生活品质。对此领域感兴趣的有识之士若能开卷一阅，必将获益匪浅。

术有专攻的同济精英

王世宣指出，卵巢衰老是妇产科及生殖科领域的热点研究话题，尤其是随着国家生育政策的调整、高龄生育女性的增加，防治卵巢衰老尤为重要。王世宣现任同济妇产科常务副主任，在马丁院士的指导下，由他领衔的团队的主要研究领域包括妇科肿瘤、卵巢衰老/损伤及功能保护。历经十余载在卵巢衰老研究领域的精耕细作，他们已初步建立了卵巢衰老的基础和临床研究体系，在国内率先系统地开展了卵巢衰老及其相关疾病的研究，牵头成立了卵巢衰老及功能保护多中心协作组，制定了中国女性卵巢功能评价标准和预警体系，创新了卵巢衰老及其损伤风险的分子检测技术，多方位探索了卵巢功能保护的策略和方法。他们不仅在科研和临床方面成果颇丰，还参与了《绝经管理与绝经激素治疗中国指南》的制定，作为执笔者撰写了《卵巢衰老的影响因素、临床评价及管理策略共识》《女性恶性肿瘤患者化疗时卵巢损伤的防治策略专家共识》。正是源于他们的目标明确和协作攻关，"卵巢衰老研究"获得湖北省科学技术进步奖一等奖，相关研究成果荣获两项国家科学技术进步奖二等奖。《卵巢衰老》一书无疑是他们14年研究成果之集萃，全书的主要内容包括：卵巢衰老的概念、特征及分期、评估方法，详细介绍了卵巢衰老的致病因素及发病机制等，重点阐述了卵巢衰老的防治策略，如热量限制、生活方式干预、激素替代治疗、赠卵移植、胚胎冻存、卵巢冻存与移植、干细胞的应用、中医药干预、免疫疗法、心理治疗以及最新的卵巢 3D 打印技术等，并探讨了卵巢衰老的预警，介绍了卵巢衰老相关骨质疏松及心血管疾病的防治研究成果。全书在结构上分为基础篇和临床篇，卵巢功能为该书所有内容的核心，即全书的"纲"；与卵巢功能衰退相关的所有其他要素均为其"目"。读者以此为阅读该书的重要逻辑基点，即可纲举而目张，更易于学习、掌握并灵活应用书中的相关知识。该书作者指出，衰老是一种病理过程，会引发一系列相关疾病的发生和发展；衰老有明显的异质性，必定有其内在的根源和科学规律。依据这种观念，他们所进行的卵巢功能衰老研究为我们打开了一扇探究人体衰老的智慧之窗。

卵巢衰老的奥秘揭示

我们知道，卵巢是女性重要的生殖和内分泌器官，其主要功能有二：排出卵子，与男性的精子结合以孕育下一代，接续人类的繁衍；分泌激素，作用于全身各个系统和器官，维持机体的稳态。提到卵巢疾病，人们通常想到的大多是卵巢子宫内膜异位囊肿、多囊卵巢综合征和卵巢癌等常见病、多发病或危及生命的疑难重症，对于卵巢作为一个器官发生衰老的相关知识却鲜有了解。毫无疑问，卵巢作为人体的众多器官之一，按照人体向死而生的自然规律必定会发生衰老。卵巢衰老是卵巢功能由盛到衰、从衰退进而衰竭的过程。卵巢衰老不仅关乎女性自身的生命安全和身体健康，还会影响中华民族子孙后代的身体素质和水平。该书作者基于同济妇产科团队的研究成果，提出并完善了卵巢衰老的定义，聚焦卵巢生命周期的研究。任何器官都会经历发生、发育、成熟、衰退和衰竭的过程，卵巢也不例外。人们当下所日益重视和强调的绝经及其综合征，其实是发生更早、持续下降和牵涉面更广的卵巢衰老重要过程，它不仅影响着女性的生殖功能，导致不孕不育，还会因为内分泌功能下降引起其靶器官或系统的相关疾病。

该书作者认为，卵巢衰老是一个极其复杂的过程，其致病机制或影响因素扑朔迷离，目前尚无明确的分类方式。该书作者以精准医学概念为基础，依据矛盾论中内因和外因的重要论断，将卵巢衰老的影响因素分为年龄、遗传、神经内分泌、社会心理、环境、行为、医疗相关因素、免疫、感染及内分泌因素十大类，从而便于进一步深入研究，并对各种因素导致卵巢衰老的病理生理学和分子生物学机制进行了系统梳理与分类论述。不仅如此，作者还对卵巢衰老的评估、关键指标的确定、预警体系的构建和完善，以及如何预测绝经和绝育这两个卵巢功能的重要终点等内容逐项进行了阐明。该书堪称卵巢衰老研究的百科全书式著作，为了解卵巢衰老，预防、延缓甚至逆转卵巢衰老提供了理论上的支持和实践上的指导。作为一本全新的妇科学领域的专著，该书对妇科理论知识体系亦是一个很好的补充。

医者仁心的人文情怀

2000 多年前，《黄帝内经》中就提出"上医治未病，中医治欲病，下医治已病"，即医术最高明的医生并不是擅长治病的人，而是能够预防疾病之人。该书作者认为，针对卵巢衰老，"已病"是指已经绝经；"欲病"是指已出现卵巢功能衰退的表现，类似卵巢储备下降或早发性卵巢功能不全等；"未病"则是指卵巢功能正常。我国于 1999 年宣布进入老龄化社会，我国在老龄化人口数量、所占比重和增长速度上远超世界上大多数国家和地区。从那时起，怀有鸿鹄之志的王世宣就开始关注有关衰老的病因和防治研究。2002 年，他在美国做肿瘤免疫学博士后研究期间，听了一些与衰老相关的学术前沿讲座，这些讲座的内容颠覆了他原有的认知，令其茅塞顿开。2004 年回国后，他立即组建专业团队，并由此踏上了探索卵巢衰老的漫漫长路。随着人类基因组计划的完成，医学的研究水平已从系统和器官，到组织和细胞，再深入基因和分子层面。长期从事妇科肿瘤临床和基础研究的学术背景，有助于王世宣从不同的视角审视和剖析卵巢衰老的内在规律，并积极探究其本质。随着研究的精进，他们提出了干预卵巢衰老的三大理念和进行临床管理的七大策略。同时，对如何在日常生活或医疗过程中科学保养、维护或保护卵巢功能提出了自己的思考和可行性建议，充分体现出医学大家的人文情怀。目前，他们已对卵巢衰老领域的相关理论逐渐形成了自己的一些独特认识和见解，部分研究成果正在进行临床转化。回首来路，十余年筚路蓝缕的创业艰辛没有白费，所取得的研究成果令学术界瞩目。为了更好地普及相关知识，通过自己的研究成果造福更多的普通大众，作者通过《卵巢衰老》一书对卵巢衰老的基础理论和临床实践的相关知识进行了翔实与全面的介绍，让读者深入了解到卵巢作为一个器官，从发生、发育到成熟，其功能由全盛走向衰老直至衰竭整个过程的生理和病理变化，系统认识到其病因或影响因素、发病机制、危害及其表现、评估、预警和干预方法等。时至今日，富有人文情怀的他们，依然行进在对卵巢衰老进行全方位研究、努力探究其病因与发病机制的探寻之路上，希望获得有效且安全地干预卵巢衰老的策略和方法，冀以留住女性正在或将要逝去的青春，通过提升其生活质量和健康水平以彰显医者的人文关怀。

同济学者首创中国方案　暴发性心肌炎救治良策

——《暴发性心肌炎诊断与治疗》

新春佳节刚过，一上班就有幸收到华中科技大学同济医学院附属同济医院（以下简称同济医院）汪道文教授的新作《暴发性心肌炎诊断与治疗》，认真拜读之后，不仅获得许多学术新知，而且由衷地钦佩汪道文及其团队所取得的骄人业绩。我们知道，暴发性心肌炎是心内科的急危重症，发病急骤，进展迅速，发病即可表现为严重心律失常、心源性休克、心力衰竭甚至猝死。由于对该病的病理生理和发病机

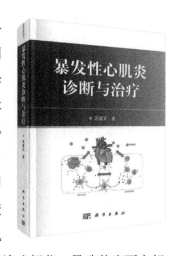

制的本质缺乏正确认识，长期以来尚无正确的诊疗规范，导致其病死率超过50%。为了攻克这一临床难题，汪道文及其团队以新的理念、翔实的临床实践为基础，重新诠释了该病的病理生理学机制，指出免疫反应过度激活和"炎症风暴"是导致患者心脏损伤、泵衰竭及循环崩溃的核心，由此提出导致心肌严重受损的新理论，并创立了"以生命支持装置减轻心脏负担"的新理念，制订了以生命支持为依托的综合救治方案。经过大量的临床实践验证，暴发性心肌炎的病死率降至5%以下，挽救了无数患者的宝

贵生命。随后通过制定切实可行的共识，向世界贡献出救治暴发性心肌炎的"中国方案"。该书是汪道文及其团队多年聚焦该疾病潜心研究的智慧结晶，全面系统地介绍了暴发性心肌炎的病因、病理及病理生理机制、诊治的新理论和新技术。该书不仅由中国科学院葛均波院士和著名心血管专家惠汝太倾情作序，还在附录中收录了《成人暴发性心肌炎诊断与治疗中国专家共识》《成人暴发性心肌炎护理策略专家共识》，以及胡大一教授为推介该共识而写的题为《提高认识，增强信心，切实降低暴发性心肌炎病死率》的评论。全书内容新颖，编写规范，论述深入浅出，实用性强，有助于临床医生正确理解暴发性心肌炎的本质特征和临床特点，从而为患者提供更加有效的诊治。

内容翔实的学术专著

暴发性心肌炎在我国成人中的估计年发病人数逾四万，严重威胁国人的健康和生命。该书是有关该病诊疗的最新学术专著，其主要内容包括：暴发性心肌炎的病因学、发病机制及其检测方法，心肌炎及暴发性心肌炎的病理学改变、临床表现与实验室检查，心内膜和心肌活检在该病中的诊断价值和临床应用，该病的组织学改变与临床联系，心肌炎的心电图变化，超声心动图、心脏磁共振成像技术对其的诊断价值，暴发性心肌炎的诊断及鉴别诊断，该病救治的新理念和急性期的治疗，并发心律失常的预防及治疗，继发弥散性血管内凝血的防治，心肌炎康复期治疗、随访及预后，该病的临床护理、典型病例介绍及点评。该书作者指出，暴发性心肌炎患者的心脏中有大量炎症细胞浸润，对患者血浆进行炎症蛋白质组学分析，发现 50 多种细胞因子和炎症介质显著增高，有的甚至高达正常水平的千倍以上，而伴随着治疗的进展和患者病情的改善，这些炎症因子的水平也显著回落。

静脉注射用丙种球蛋白含有健康人群血清中所具有的多种独特型抗体，被广泛应用于各种自身免疫性和炎症性疾病，在暴发性心肌炎的治疗中，它可通过多种不同的途径来调节免疫系统和炎症反应，从而减轻心肌细胞损伤，改善心脏功能。研究显示，在培养的原代小鼠心肌细胞中加入3%的患者血清后，单个心肌细胞的收缩能力显著降低；在动物实验中，用中和抗体干预能起到明显的治疗作用。这些证据均表明免疫激活和"炎症风暴"的存在，国内大量的临床治疗实践也证明这一理论基础完全正确。有鉴于此，暴发性心肌炎领域的这项研究成果不仅代表了我国全球领先的救治水平，而且彰显出中国心血管学界对世界的贡献。为了更好地推广行之有效的以生命支持为依托的综合救治方案，汪道文及其团队已在全国举办专题学习班30余期，学术会议宣讲70余场，使近两万名医生受教。如今汪道文教授将自己多年的实践经验和研究成果结集成该书出版，旨在帮助同行早期识别暴发性心肌炎，以挽救更多患者的生命。

立足临床的智者之思

汪道文指出，"暴发性"的含义是迅速、突然，隐含的意思包括凶猛、严重。暴发性心肌炎也即迅速发生的、严重的心肌炎症性疾病。迅速发病是指两周以内，通常是一周以内，甚至短至发病两天内出现严重临床表现，死亡后通过尸检或心肌组织活检病理可发现心肌组织内含有大量的炎性细胞。暴发性心肌炎起病急骤，病情进展极其迅速，患者会很快出现循环和心脏泵的功能衰竭，也可能出现严重心律失常和猝死，并可合并其他脏器损害。该病的病死率极高，根据早期来自大型医院或医学中心的文献报道，患者的病死率最高可达70%，而实际上该病总的病死率更高。治疗暴发性心肌炎的传统方法主要包括抗休克、对症处理及使用免疫抑制剂等，后者主要在西方国家中广泛采用。患者通常有前期感染症状，随后出现休克和心肌泵衰竭，通常是按照临床常规进行抗休克治疗，包括补液和使用血管活性药，尤其是在休克难以纠正时使用大剂量去甲肾上腺素等。同时，由于超声影像学检查往往提示心肌收缩力显著减低和心力衰竭，因此可同时使用多巴胺或更新的强心剂来增强心肌收缩力。但这些治疗方法的临床效果并不佳，甚至会导致患者的死亡。

进入 21 世纪以后，随着循环支持系统的应用，患者的住院病死率有所下降，但仍超过 30%。作为我国心血管学界的精英人士，面对严重受损而几乎失去泵血功能的心肌，尤其是目睹一些青壮年患者英年早逝，救死扶伤的使命感促使汪道文一直殚精竭虑地探索治疗之良策。他认为，传统治疗的疗效差或缺乏有效的治疗手段，主要原因在于基础研究欠缺，没有正确揭示疾病的病理生理学机制，甚至在理解上出现了严重偏差。通过大量的文献研习和深入思考，加上同济医院心血管团队的集思广益，他们最终提出了该病的发病机制为免疫过度激活致"炎症风暴"，即病原体感染或攻击心脏导致心肌损伤，损伤心肌组织及病原体作为抗原释放后迅速激发了机体过度的免疫反应，导致炎性细胞浸润并迅速产生大量细胞因子和炎症介质形成"炎症风暴"，从而进一步严重损伤心肌细胞和抑制心脏功能，致使患者出现心脏泵功能衰竭和休克表现。有了理论的支持，他们立即进行了大量临床验证。临床实践证明这一治疗方案疗效极佳，能够使患者的院内死亡风险降至 5% 以下，从而挽救了无数患者的生命。

惠及全球的业界共识

基于对疾病本质的全面认识，加上临床实践中积累的丰富经验，汪道文提出了有效救治暴发性心肌炎的现代策略。这一疗效显著的救治策略主要包括两个方面：一是，有效治标或暂时的保命之策是通过积极使用机械生命支持，以减轻患者的心脏负荷，并维持其有效循环，而不是使用血管活性药、强心剂甚至呼吸兴奋剂，对已经不堪重负的心脏实行"病马加鞭"；二是，迅速使用免疫调节而非免疫抑制治疗以治本，包括使用足够剂量的糖皮质激素和免疫球蛋白。这些构成了治疗方案的基础，即以生命支持为依托的综合救治方案的最核心内容。随后，同济医院的心血管团队将该方案付诸实施，临床实践证明疗效显著，极大地鼓舞了医者的信心。在进一步实践获得较肯定的结果且不断完善该方案后，汪道文及其团队开始向社会宣讲和公开推广自己的方案。"一花独放不是春，百花齐放春满园"，为了有效推广自己的经验，他们决定将成功的诊疗策略尽快形成业界共识并发表，预计每年将挽救成千上万的中国青壮年人的生命。

在中华医学会心血管病学分会的积极鼓励和鼎力支持下，汪道文及其团队先后三次组织全国部分心血管病专家进行讨论，听取和吸收大家的意见与建议后进行了修改。文稿呈送后，韩雅玲院士等逐字逐句审定和修改，最后形成《成人暴发性心肌炎诊断与治疗中国专家共识》，于2017年9月在《中华心血管病杂志》上发表。此共识发表后受到业内高度重视并获得广泛好评，胡大一教授专门在《中华内科杂志》发表述评对该共识进行了推介，他指出：这是具有我国特色的暴发性心肌炎诊治的专家共识，对于提高我国医务人员对暴发性心肌炎的临床诊治水平具有重要的指导价值，而且将为国际同行处理这一疾病提供"中国方案"。该共识发表后，获得国内临床一线专家和同行们的积极响应。汪道文在多个学术会议上宣讲该共识，还以同济医院为基地长期举办推广这一共识的培训班，强调暴发性心肌炎的救治要及早识别、及早诊断、及早预判和及早治疗，如此方能获得好的疗效。功夫不负有心人，随着这种崭新的救治方法的大力推广，多家不同级别医院的实践结果均证明，只要严格遵循这一方案治疗，就能获得极佳的治疗效果。惠汝太教授还在 *Science China: Life Science*（《中国科学-生命科学》）上发表评论，向国际同行介绍这一共识，希望以"中国方案"造福全球患者。

临床研究的入门宝典　各有千秋的睿智之选

——《临床研究基本概念》

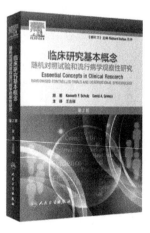

对平时工作异常繁忙的医务工作者而言，进行临床研究和发表论文是其学术精进的必备条件，但其中大多数人对如何进行高水平的临床研究所知甚少。肯尼斯·F. 舒尔茨（Kenneth F.Schulz）和戴维·A. 格兰姆斯（David A.Grimes）所著的《临床研究基本概念》由著名临床医学家王吉耀教授主译，该书中文版在抗击新型冠状病毒肺炎疫情之际得以付梓，恰好能为我们指点迷津。这本 22 章、逾 360 页的图书，主要内容包括观察性研究、筛查试验、随机对照试验、出版及索引 5 部分，旨在为临床医生提供评估医学文献的实用工具，为临床研究者夯实研究方法学基础，提升研究质量。该书作者为国际临床医学研究领域的大家，该书的内容不仅涵盖临床研究的基本概念和一般观点，而且在每个章节中都加入了 80 年来与他们的研究经验密切相关的深刻见解，并对临床研究中尚存的争议进行了有的放矢的探讨。该书并非枯燥乏味的纯理论读物，而是一部实操性很强的图书。作者采用颠覆传统学术讲解的轻松诙谐、深入浅出之道，清晰介绍了临床研究中的基本概念和试验设计的思路。书中同时附有令人印象深刻的丰富案例，既有国际上学术研究的里程碑研究，而且不乏源于日常生活的典型实例。有鉴于此，该书无疑是所有医务工作者开启临床科研道路的入门宝典。王吉耀教授为我国临床流行病领域的学术翘楚，她领衔的复旦大学循证医学中心团队，以丰富的临床研究实践和严谨求实的精神，为我国读者奉献出这部信、达、雅的精品力作。此外，该书在装帧设计和印制上也独具匠心，手册式设计方便读者随时随地携带和翻阅；新版升级为全彩铜版纸印刷，为读者提供了更加优质的阅读体验。《柳叶刀》主编理查德·霍顿（Richard Horton）在该书序中坦言：医学是艺术和科学两个截然不同领域的结合，没有数字素养的艺术是骗人的，而没有概念基础的科学在哲学上也经不起推敲。该书作者将临床与定量完美地结合起来，取得了令人印象深刻的成功，笔者将这本书珍藏在个人的书柜中，因为它直接启发了年轻一代的临床科学家。

临床研究的入门宝典

王吉耀教授指出，该书的内容囊括了临床医学研究的各个方面，是一本医者必备的简洁、实用的知识手册，提出了建设性的方法学指导和应当遵循的基本原则，符合临床研究者批判性阅读文献和科学设计临床研究的需求，对临床研究实践具有重要的指导意义。对于观察性研究，除介绍各种基本概念之外，该书还给出很多实用信息，比如每种研究的优缺点与适用范围。作者用全书近一半的篇幅聚焦于随机对照研究，详细介绍了随机化、分配隐藏、盲法等的基本概念和具体特征，对已发表论文中这些术语的不当使用做出了说明和澄清，也对如何判断和评估随机对照研究中的终点、亚组及期中分析的注意事项进行了讨论。该书作者通过自身多年的临床研究和探索，总结出临床医生在面对错综复杂的疾病时，如何通过所学知识将相关医学领域相互关联，及时有效地分析病情，并制定出切实可行的诊治方案的秘籍。该书作者提醒读者，面对复杂多变的疾病时应先行缜密思考，然后再开展有效的临床操作，以便使工作更高效、省时及省力。

此书首版于 2006 年问世以来，经过全球范围内逾十载的广泛发行，深受临床工作者好评。为了与时俱进，作者推出了第 2 版。新版不仅将首版的 20 万字扩充为 34 万字，对原有的 16 章进行了深入修订，还增加了涉及临床研究中非常重要主题的 6 章全新内容，同时更新了大量参考文献，使得新版的内容更加全面而丰富，实用性更强。言简意赅的表述、一目了然的表格和趣味横生的彩色漫画，使得该书通俗易懂、引人入胜。香港中文大学唐金陵教授在为该书写的序中评论道：好书传授方法，经典启迪思想。该书的独特之处在于作者对临床研究方法背后理论的深刻理解和感悟，他们不但告诉读者做什么、如何做，更以旁征博引的实例和自己的睿智之思诠释了为什么这么做的理由和依据。"为什么"是启迪人类智慧最重要的三个字，在临床科研中，只有深刻理解其背后的缘由，才能因地制宜、充满自信地大胆改革和创新。

研究谬误的正本清源

该书作者认为，对科学的无知和对数字的不敏感是当前教育面临的主要问题。临床研究的基本知识可以使研究者具备科学方法学的背景支撑，以提高他们的研究质量。流行病学研究是医学探索的必经之路，是最接近医学实践的科学，是前人经验积累的最终判官。临床流行病学本质上就是在人群中定量地研究有关疾病、诊断、治疗、预后的一般规律的方法论，与实验室基础研究相互补充和依存，构成了医学研究的两大阵营。该书作者指出，临床实践应该被同情心所激励，并由科学性来引导，更具批判性与深思熟虑的研究有助于临床医生精益求精。令人遗憾的是，尽管经过了多年的训练，但许多医生仍然在判断医学文献的优劣时举步维艰。该书主要是为临床医生提供通俗易懂的相关知识，使他们在阅读医学文献时养成批判性思维的习惯，并为临床医生提供评估文章的有用工具，使其从临床科学中获得满足并深感趣味盎然。迄今，方法学上的研究通常会揭示医学文献在研究实施与报告方面的缺陷屡见不鲜，不足为奇的是许多临床研究者很少接受过研究方法的正规培训，因此作者希望通过该书能够消除医学研究中的偏倚。

该书阐述的重点并非统计学，而是提供具有可读性、能够在研究设计中给予指导的消除偏倚的方法。全书共有 12 章涉及随机对照试验，因为在临床研究中随机对照试验无疑是"金标准"，它是临床研究中避免选择偏倚和混杂因素的唯一已知方法。评价一项随机对照试验的关键原则是评价其剔除、退出、失访以及偏离研究方案的情况。由于临床试验结果对医生起到的作用远远大于观察性研究，因此研究者需要保证这些试验能被很好地实施和报告，希望读者能够从随机对照试验这部分陈述的众多细节中获益。笔者认为，该书最突出的特点是在介绍各种临床研究时，大量引用多种国际名刊上已经发表的论文作为实例，以帮助读者更加便捷地追根溯源。同时，作为一本装帧精美的口袋书，其虽篇幅不长，但逻辑清晰、内容简洁、实用性强，放在手边可供随时翻阅和查询，有助于医务工作者更好地进行临床研究。

各有千秋的睿智之选

该书作者指出，与自然科学不同，生物科学缺乏绝对的真实性。在临床研究中，我们只有假设。时至今日，随着科学分科的日趋精细，临床研究者更加需要依赖包括流行病学家、生物统计学家、微生物学家等组成的团队合作。王吉耀认为，该书是为忙碌的临床医生和活跃的研究者而撰写的一本经典名作。在阐明临床研究的精要与规则的同时，对当前存在的问题提出了犀利的批评，并对如何选择各有千秋的临床研究方法给出了深刻见解。例如，应基于正确理由开展少而精的优质研究，临床研究应该关注重要的结局。研究的真实性比精确性更加重要，对统计显著性的担忧是本末倒置的，校正导致的问题经常比解决的问题更多。通常不推荐亚组分析，因为它可以产生严重的多重问题。队列研究是明确疾病发病率及其自然史的最佳方法，其优势在于可以计算发病率、相对危险度和95%的置信区间，这种表达比仅给出p值能更好地显示研究结果。信息偏倚是令人很讨厌的一种偏倚，因为无论采取何种先进的数据分析都不能减少或消除它。筛查是一把"双刃剑"，有时会弄巧反拙，事实上大多数临床医生对筛查的陷阱缺乏警惕。

该书作者提醒我们，在观察性研究中，常常在没有确定研究假设与书面计划的前提下进行数据挖掘，其过程可能会演变为寻宝游戏，速度快、数据已录入、大数据高精度估计的优点，被缺乏诊断的有效性和潜在混杂因素的信息这两个致命的缺陷所抵消。基于对国际知名研究案例进行的举证表明，对知名期刊发表的研究结果不加批判地接受，会导致严重的错误和资源浪费。曾经推荐更年期使用雌激素能够预防心脏病、摄入纤维素与叶酸可以预防结直肠癌等措施最终都被随机对照试验否认，迄今尚无任何凝血实验能够预测哪些女性会遭受静脉血栓栓塞等罕见的严重事件。抗击新型冠状病毒肺炎疫情的经历再一次证实：在没有充分实证之前，最新科技未必最可靠，但人类久经考验的智慧常隐藏于朴素的常识和被冷落的古老学问里。流行病学正是这种古老且朴素的学问，它是人类最终成功战胜传染病的宝贵医学智慧。

掩卷遐思，该书虽偏重基础，但擅长理论，独辟蹊径以深耕临床试验，轻松诙谐的言语，彰显出老辣独到的智者哲思，使得对理论与实践的诠释精彩纷呈，引人手不释卷，获益良多。

隐性疲劳的真相揭秘　正本清源的健康之策

——《隐性疲劳：即使休息也无法消除疲惫感的真面目》

马克·吐温说过：世界的问题不在于人们所知甚少，而是人们知道太多似是而非的东西。窃以为，有关人体健康的知识尤其如此。疲劳、发热、疼痛并称为身体的三大生物预警，其中人们对疲劳的认识最肤浅。疲劳感袭来时，身体拉响的是"现在继续活动迟早要威胁生命"的警报。日本医学名家梶本修身的《隐性疲劳：即使休息也无法消除疲惫感的真面目》一书，为我们揭开隐性疲劳的真相。该书的主要内容

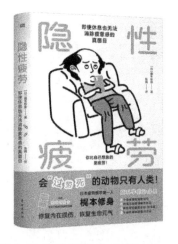

包括：为什么人总是觉得疲劳？隐性疲劳的恐怖之处在于它成为大病的导火索，如何通过调整饮食拥有对抗疲劳的身体，只有优质睡眠才能缓解疲劳，防止疲劳积压的工作方法，养成不疲惫的好习惯，改变价值观以认同自我等。梶本修身认为，案头工作、眼疲劳、运动劳累、没精打采、压力巨大、睡眠不足等所有疲劳的原因都源于大脑自主神经中枢的疲劳。如果

人此时正处于兴奋状态，或正感到幸福，大脑就会无视身体发出的警报，疲劳就无法转换为疲劳感，长此以往，就会导致危害更大的隐性疲劳，甚至过劳死。该书以脑科学研究为基础，以大脑自主神经的工作机制为线索，旁征博引地分析了大脑疲劳的成因，并揭示了脑疲劳为何会被遮蔽而成为隐性疲劳的奥秘。梶本修身从介绍疲劳的信号、描述隐性疲劳的特点入手，从社会文化、当代世情等方面分析容易疲劳的原因，通过对隐性疲劳进行条分缕析的剖析，给出正本清源的健康之策。该书不仅提供缓解和消除疲劳的科学思维，而且介绍具体方法以提醒大家经常进行疲劳的自查和预防，以免积劳成疾。认识并积极应对隐性疲劳，必将有助于我们重新审视自己的生活和人生。

隐性疲劳的真相揭秘

回眸历史，基于人类的进化和科学的发展，才铸就了今天的文明。在 50 万年的演化中，今天的我们与过去只靠狩猎或农耕生存的人所拥有的基因别无二致。人与黑猩猩超过 99% 的基因相同，在剩余不足 1% 的基因中，产生决定性差异的是额叶的大小。人类的额叶作为"欲望的集合"异常发达，对人而言，仅是活着并不会使"欲望的集合"获得满足，而是要追求更好的生活。人现在更加贪婪地追求更好的生活，超越了基因的设想界限，这种勉为其难的弊端就是容易产生隐性疲劳，其最坏的结局就是过劳死。因此，隐性疲劳有可能是人类贪婪所产生的副产品。该书作者介绍了出现疲劳的 6 个信号：①对任何事物都很快就感到厌烦；②乘车过程中睡过了站；③起床 4 小时后还是困乏交加；④口唇和腋下出现疱疹；⑤夜间熟睡中多次醒来；⑥有比较严重的体臭。最新的医学研究结果表明：脑是所有疲劳产生的原因，即大脑中的自主神经中枢变得疲惫了。自主神经中枢控制着生存所必需的功能，活性氧伤害了自主神经中枢，人就会感到疲劳。运动后疲劳的不是肌肉而是自主神经中枢；案头工作使自主神经中枢疲惫不堪；人类接近 90% 的信息是从视觉得来的，大量的信息总是从眼睛传入大脑，眼疲劳的原因也在于自主神经中枢的疲劳。疲乏时体内就会增加疲劳因子，疲劳因子积累得越多，人就会衰老得越快。人无法做到 100% 的全力以赴，大脑全力以赴运转的时间在生理学上无法超过 8 个小时。从长远的角度来看，能够对一件事物竭尽全力去做的极限最长为 3 年。如今网络上的信息数量庞大，并且持续实时更新，网络搜索可能算是半永久性的，而且在接触网络的时间里，人一直在接触自己感兴趣的事物，始终保持着兴奋状态，这就成了疲劳的原因。智能手机也会使人的疲劳不断累积，人眼对蓝光的反应最强烈，一旦暴露在蓝光之下，觉醒水平就会升高。在黑暗中盯着手机刺眼的屏幕，本身就会引起疲劳。

错误百出的健康常识

该书作者指出，如今世界上声称有助于消除疲劳的食品和健康用具比比皆是，然而其中绝大多数完全没有科学依据。作者采用最新医学实验，检验了迄今被公认为是"消除疲劳的王道"的 5 种方法，并指出其中错误的"常识"。第一，喝营养饮料可以消除疲劳。科学研究表明，没有哪一种饮料被证明具有消除疲劳的效果。喝营养饮料让人感觉能将疲劳感一扫而光，主要是因为多数营养饮料里含有微量酒精以及咖啡因。第二，泡在热乎乎的温泉里可以消除疲劳。泡温泉最应注意水的温度，泡进热水中时大脑会分泌出快感物质，人只是在其作用下感觉很舒服罢了，因此，泡热水澡会导致进一步的疲劳。该书作者建议在 40℃ 左右的温水中洗个 8～15 分钟的半身浴，可以产生血流畅通、减轻疲劳的效果。第三，运动能消除工作的疲劳，让人恢复精神。乳酸曾被认为是与肌肉相关的疲劳物质，这完全是误解。运动时消耗最多的不是肌肉，而是自主神经中枢。此时人体的感觉也是由脑内的兴奋与快感物质所致，即大脑无法感知实际的疲劳，人便会处于隐性疲劳逐渐积累的危险状态中。第四，饮酒能彻底消除精神上的疲惫感。该书作者坦言，饮酒无法消除因压力等产生的疲劳，而摄入酒精就使得肝脏等内脏承受相应的负担，增加了新的疲劳。因此，疲劳时饮酒，毫无例外最后会变得更加疲劳。第五，疲劳时吃鳗鱼或烤肉可以恢复精力。烤肉的油腻和鳗鱼肥厚的脂肪都可以造成内脏的负担，最后让人变得更加疲劳。此外，咖啡、甜食、维生素 C 对缓解疲劳均收效甚微。作者总结道：实际上疲劳研究的历史十分短暂，世上广为流传的疲劳恢复法实则错误百出，基本上均为无稽之谈。该书在指出错误常识的同时，也给出经过科学证明的应对疲劳之良策。

正本清源的健康之策

该书作者提醒我们，不要被骗人的"缓解疲劳的食材"所愚弄，通过对 23 种"抗疲劳候补成分"进行严格的试验之后，最终被认定具有抗疲劳效果的仅有柠檬酸、辅酶 Q10、苹果多酚及咪唑二肽 4 种。通过 3 个科学实验证实咪唑二肽有最强的抗疲劳效果，咪唑二肽是一种蛋白质，它能在大脑这个消耗剧烈之处精准地发挥作用，抑制由于运动负荷而产生的副作用。咪唑二肽的摄入量与疲劳感的减轻程度明显相关，采用抗疲劳食谱能打造有力对抗疲劳的身体，想要更轻松地摄取咪唑二肽，营养补助食品是最佳选择，鸡胸肉中的咪唑二肽含量最丰富。该书作者指出，睡眠是缓解疲劳的唯一手段，睡眠的目的并不在于睡觉本身，而是消除清醒时所产生的疲劳。睡眠的质量尤为重要，只有优质的睡眠才能缓解疲劳。"睡眠负债"也是隐性疲劳的原因之一，打鼾是睡眠质量不佳的代表性信号。该书作者给出提高睡眠质量的 5 种方法，包括：在固定的时间起床，做些轻松的运动，在 40℃ 以下的微温水里泡上 15 分钟，将睡前 1 小时设为放松时间，选用橙色的灯光。应该避免以下 3 种降低睡眠质量的行为：睡前关空调，在床上玩手机，睡觉前饮酒、喝咖啡以及吸烟。同时要选择好就寝用具的尺寸，养成侧卧的习惯，制作疲劳负荷和睡眠记录表以观测隐性疲劳。

该书作者提出的防止疲劳积压的工作方法包括：集中注意力工作反而没效率，人的大脑更适合活动时将注意力分散开来；脑科学研究显示人的集中力仅能保持很短的时间，即使是在伴随着某种程度的紧张状态下，也只能维持 60～90 分钟。运用工作记忆可以减轻疲劳，脑的神经细胞能够互相辅助。脑在无意识地整理记忆，有意识地给记忆贴上标签有助于提高效率。记忆的强度在很大程度上受到感情的左右，感情越强烈，记忆越深刻。"用心来记忆"有助于工作记忆发挥作用。超认知指的是站在比知觉、记忆、学习、言语、思考等自己的"认知"更高的角度俯瞰、观察的"高级的认知功能"，通过提高超认知，养成使用整个脑的习惯。采用便笺纸的"高明的偷懒法"来预防脑疲劳。人的身体从就寝时刻起大约 15 个小时后就开始犯困，工作间隙可以依靠"有效打盹"来恢复元气。通过有计划地睡懒觉来偿还"睡眠负债"，调整晨间习惯从而变得不易疲劳。如果早晨能够产生充足的血清素，血清素就会在 14 个小时后变成褪黑素，从而有利于调整睡眠的周期节律，提高睡眠质量。餐后 30 分钟内胃的负担最为集中，身体向右侧卧能够减轻胃的负担。精神压力 80% 以上是由人际关系引起的，因此要正确处理各种人际关系。通过改变价值观来认同自我，感受幸福本身也是一种应对疲劳的有益之策。总之，该书作者认为：努力本身确实很重要，但必须避免不顾一切、缺乏中长期预测地埋头苦干。避免隐性疲劳的唯一良策就是：感觉疲劳时就像其他动物一样，毫不犹豫地放下一切去休息。

颠覆认知的精神分析　良好睡眠的医者见解

——《我们为什么睡不着》

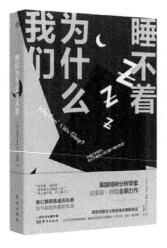

2022 年世界睡眠日的中国主题是"良好睡眠，健康同行"。《中国睡眠研究报告（2022）》显示：过去 10 年，国人睡眠的平均时长从 2012 年的 8.5 个小时缩减到 2021 年的 7.1 个小时，仅 35%国人能睡够 8 个小时。从孩提时代，我们就被告知要想保持健康，必须要睡足、睡好并确保睡眠质量，但是很少有人知晓占据我们生命中 1/4 时间睡眠的奥秘。睡眠究竟是生理需要还是社会建构？失眠是一种病吗？一般人要睡多长时间才算正常？针对这些疑问，英国精神分析学院院长达里安·利德（Darian Leader）的《我们为什么睡不着》一书从专业角度给出一位精神分析大师关于睡眠的真知灼见。作者凭借精深的造诣和广博的学识，将历史研究与临床故事、流行文化、文学和电影、技术、广告、政治和媒体的案例相结合，梳理了从古至今人们对睡眠和失眠的认识变迁，对有关人类睡眠的各种知识进行了重新审视。该书中包含的知识点和信息量丰富，趣味性、可读性较高，书中还列举了许多研究报告，可供读者深入了解和分析睡眠、失眠及醒来的各种原因。掩卷遐思，该书并不是一部有关睡觉的行动指南，而是一本汇聚人类有关睡眠研究成果大全的综述，有助于读者对这一问题兼听则明。认真阅读后，读者将会对睡眠话题产生浓厚的兴趣，或许还会发现：睡不着，其实没有什么好怕的。

独辟蹊径地诠释睡眠

该书是笔者读过的有关睡眠话题的最独辟蹊径之书。作者的关注点不仅限于睡眠的规律，还涉及睡眠研究的历史和文化背景。尤其是详细阐释了人类是如何构建睡眠习惯和学习睡觉的，该书的主要内容包括：什么是睡眠？何为失眠？睡眠与记忆，创伤对睡眠的影响，内疚导致的彻夜难眠，梦的研究及其解析，如何学会睡觉并安然入眠等。利德认为，能够早睡早起的人也能充分利用好时间，他们不会在清晨不愿醒来、在白天无所事事，更不会在夜晚通过熬夜以延迟入睡的时间。能够安然入睡，意味着人们对自己当天的经历、情绪、感受和表现的接纳与自我认同；失眠则会引发懊恼、悔过、内疚等情绪。在对睡眠的定义中，不被唤醒是睡眠的一部分。如果说睡眠可以让人逃避部分他们在清醒时必须面对的痛苦和挫折，那么睡眠过程就不能被打断。不允许被叫醒的原因之一，是他们认为自己需要更长的睡眠时间来自我修复和调节，希望自己可以完全把握睡眠的完整性。很多人源于痛恨起床后必须要做那些自己不情愿做的事情而更爱睡眠。对于成年人而言，工作能力的提升、创意的迸发都会促进人们获得他人的认可，因此还会出现因过度清醒所导致的失眠。许多人都会充分利用失眠的夜晚来处理工作，且此时工作效率会很高。在独处、头脑清醒的夜晚，人们总是会冒出一些难得一见的灵感和创意。换言之，失眠成了个人未能度过圆满一天的结果，所以熬夜做事似乎就成了一种补救措施。有些人对内心真正需要面对的问题视而不见，会长期依靠安眠药来入睡；当试图用安眠药来简单地解决失眠问题时，就会导致服用安眠药如成瘾行为一样如影随形。

颠覆认知的精神分析

利德指出，如今我们身处信息和待办事项的大潮中，尽管我们躺在床上，电子邮件、短信、社交软件的消息提醒也在悄然堆积，似乎外界对我们的需求无穷无尽。许多人在睡前玩手机，甚至半夜醒来、清晨睡醒后做的第一件事又是玩手机。已知电子屏幕产生的蓝光会影响入睡，但显而易见的是，那些外界的需求影响更大，让我们无法松懈。我们现在的睡眠就像是手机上的"睡眠模式"，并没有真正关掉，而是随叫随醒。如今越来越多的人出现失眠问题，至少 1/3 的成年人睡眠不足。人们为了能安然入睡或第二天能按时起床而服用安眠药，药物的销量也在过去几十年里飙升。曾经是人体自然状态的睡眠如今却成了需要奋力争取还不一定能到手的商品。昔日鲜见的睡眠诊所，如今却成了各大医院的热门科室。针对这种现象，大多数人讨论的都是当前人们的习惯问题，比如玩手机、熬夜工作、作息不够规律等，很少有人关注过更深层次的心理问题，比如内疚等。报纸、网站和电视节目几乎每天都在推出关于睡眠的新题材，焦虑、悲伤、失败等基本的人性特质已变成睡眠不足的后果。我们不再将失眠看作因抑郁而产生的状态，而是因果倒置：因为睡不着所以抑郁了。研究表明，睡眠不仅在生理上起到了修复、促进健康、养精蓄锐的作用，在心理上也同样能够构建起自我保护机制，具有部分保护心灵免受伤害或是将伤害程度降低的功能。因为人在清醒时感受到的痛苦总是很漫长且难熬的，倘若能快速入睡，梦境总会对现实进行重组，睡眠过程就会比清醒的时刻更加"愉快"。已有研究证实，儿童会在经历挫折、意外等重大事件时快速入睡。成年人的行为亦然，如果在周末没有自我期待和自主安排重要的事情，很多人往往就会选择关掉闹钟继续睡觉。

大胆质疑现有的理论

该书作者从精神分析的视角，戳穿了消费主义的标准化睡眠神话，对人们习以为常的一切睡眠认知逐一加以重新审视。回眸历史可知，人类曾因焦虑而失眠，如今却因失眠而焦虑。几百年前人们就熟知的睡眠常识，如今却被营销手段包装成了前沿科学。研究证实，人们越努力入睡，这种想法便会使我们越清醒。对睡眠制定的标准越多，不达标的可能性也就越大。我们一向拥抱和鼓励的多元文化在睡眠问题上已不复存在，睡眠时间的个体差异，现在被诊断为"睡眠障碍"。如今人们根据生物医学知识来决定自己生活与思考的方式，就像是教规用特定的行为准则和价值判断来塑造精神与肉体，直接影响人们的生活方式一样。人们经常重新定义健康的维生素和水果摄入量、睡眠时间、胆固醇与血压值，无论这些改变是否有效，它们都证实了人们想用数字定义身体的基本愿望。尽管我们都心知肚明，但数字总是会被质疑或修改的。鉴古知今，科学与医学的历史都充满了大型反转，从宇宙的寿命到暗物质的数量，再到神经胶质细胞与神经元的比率，所有这些都增加了不止两倍。但如此重要的修改，却很少撼动人们对现代科学的信仰，正常人每天的睡眠应该是 8 个小时，这一印象已经在人们的头脑中根深蒂固。回首往事，从前我们是因为累了所以准备睡觉，现在则可能会因为准备睡觉而精疲力竭。几十年前，临床上可以诊断的睡眠障碍只有几种，而如今已超过 70 种。随着各种不同的睡眠障碍日益增多，治疗方法和药物、诊疗专家、随之而来的收益也与日俱增。自古以来，睡眠从来不分贫富贵贱。20 世纪 50 年代的研究表明，在木板上或是在豪华弹簧床垫上睡觉对睡眠并没有太大影响。因为商业推广，巨大的睡眠压力孕育了急速发展的床垫产业，一块平淡无奇的长方形垫子已经成为进入梦乡的"过路费"。统计资料显示，英国助眠产业的年产值已达到 767 亿美元。

良好睡眠的医者见解

纵观全书，利德用精练的语言、缜密的逻辑，对与睡眠相关的问题进行了全面分析。他从社会层面入手，剖析了资本是如何伤害了人们的睡眠又贩卖疗愈伤口的各种药物而赚得盆满钵满的。利德还探讨了睡眠与梦的机制，介绍了一些关于失眠的具体案例，以及社会、文化和宗教是如何导致人们失眠的。利德指出，睡眠绝非一种天然的自然状态，而是被精心设计和创造的，总是容易受到破坏、缩减和干扰。睡觉是权利，但不是强迫，更不是任务，也不应该因此感到愧疚。将睡眠作为一项要执行的任务，可能会使它更难以实现。失眠的原因无非是身体的"不适"和心理的"不能"。因此我们需要找出原因，解决问题，不让失眠成为一种习惯。要求人们愉快地睡足8个小时，并在接下来的一天里充满活力，这无疑是规范标准与现实之间难以逾越的鸿沟，它为睡眠用品商人提供了生财之道，如各种安眠药、催眠疗法、床垫、睡眠记录设备。健康睡眠标准越盛行，不符合标准的睡眠就越多，人们就会承担更沉重的睡眠压力，而很多人可能根本没有条件睡足8个小时。利德认为，失眠不是缺乏睡眠而是对缺乏睡眠的抱怨，从这个意义上来讲，失眠症需要倾听。因此我们需要认识到，碎片化的睡眠是常态而非异常。碎片化的睡眠或许不利于健康，但没有人真正测量过失眠者的感觉以及入睡失败的挫败感对人的影响，因此追求无法实现的理想睡眠或许弊大于利。利德坦言：人类对睡眠和梦境的探究道阻且长，或许真正能让我们安眠的是温暖的人际关系与恒稳的爱，而非昂贵的床垫与有助于安眠的药丸。阅读该书或许难以彻底解决与失眠有关的问题，但或许对我们有所启发，有助于我们思考和探究睡眠的真相。

良好睡眠的独门秘籍　协和名医的经验集萃
——《你可以睡得更好：睡觉是个技术活》

尽管我们每天都要睡觉，但很少有人能真正了解睡眠。虽说许多人都体会过失眠的苦楚，但可能并不了解失眠的真正原因。目前我国有40%的人存在睡眠障碍，为了加强睡眠知识的普及，世界卫生组织将每年的3月21日定为"世界睡眠日"。什么是高质量的睡眠？能否通过不吃药来改善自己的睡眠质量？针对严重的失眠应如何科学用药？北京协和医院医生李舜伟的《你可以睡得更好：睡觉是个技术活》一书或许可以为你答疑解惑。

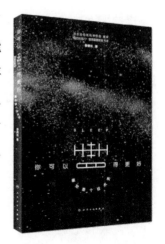

李舜伟是北京协和医院神经科教授，博士生导师，在繁忙的临床工作之余，他酷爱科普，年逾耄耋仍笔耕不辍，在科普方面著述颇丰，其撰写的科普作品曾荣获国家科技成果奖二等奖，深受广大读者喜爱。该书主要涉及有关睡眠方面的问题，李舜伟密切结合自己的学术研究成果和临床诊疗经验，为大众带来有关睡眠的高水平科普作品。他通过博采全球最新的相关研究成果，以深入浅出的语言，配以令人忍俊不禁的漫画，告诉读者睡眠的真谛，回答了以下问题：人为什么会失眠？怎样拥有良好的睡眠？如何正确应对失眠？笔者认为，阅读该书，对失眠者肯定会有些帮助，对目前高枕无忧之人也是个提醒：注意保持良好的睡眠习惯，不要在失眠的时候才去体会睡眠的重要。该书融科学性、知识性、趣味性和实用性为一体，不愧为大众健康教育之力作、医学科普图书之精品。

睡眠知识的全面科普

李舜伟指出，睡眠对每个人来说都是绝对的生活必需，就像食物和水一样。健康人能够忍受饥饿长达 3 周，但只要缺觉 3 个昼夜，就会变得坐立不安，情绪激动，记忆力减退，判断能力下降，甚至出现一些错觉与幻觉，以致难以坚持日常生活中的活动。一般而言，健康人每夜平均睡 7～9 个小时就足够了，但是不同人对睡眠的需要并不相同，所以每个人要根据自己的需求决定睡眠时间的长短。如果按每人每夜平均睡 8 个小时计算，一位 70 岁的老人一生中花在睡眠上的时间就超过 20 万个小时。近年来，随着人民物质生活的极大丰富，公众对健康的关注度日益提高，酒足饭饱之余，与健康密切相关却又常常被忽略的话题是"您睡好了吗？"也许有人会好奇睡觉有什么好说的，但李舜伟却强调指出，睡觉可不那么简单。也许你早已秀出班行，但很可能你仍然不会睡觉，这绝非危言耸听。每到夜深人静，总有一群饱受失眠折磨的朋友：他们紧皱眉头，口中念念有词，辗转反侧却无法入睡，常常睁眼遥望东方，直到第一缕阳光出现。李舜伟坦言：人总是要等到生病之时才怀念健康的重要，只有出现失眠才能体会睡眠的美好。作为我国神经医学领域的大家，在几十年的行医生涯中，通过与大量失眠患者的接触，李舜伟深深体会到他们的痛苦。出于医者的责任和对医学科普的挚爱，杖朝之年的李舜伟教授撰写出这本睡眠方面的科普佳作。全书的主要内容涉及应全面了解失眠、睡眠障碍知多少、不同人群的睡眠障碍、疾病与失眠、来源于良好生活习惯的优质睡眠、如何不靠药物有效改善睡眠、如何正确使用安眠药等。他以简洁明了的方式将与睡眠相关的各种科学知识娓娓道来，希望能通过一己之力为大众获得高质量的睡眠指点迷津。他建议：如果出现失眠，一定要到正规的医院去诊断和治疗，不要自己随便吃药，更不要道听途说去尝试一些偏方或秘方。他以最新的科研成果和自己毕生的临床实践向大家保证：失眠是可以治愈的，希望大家都能享受舒服、安稳、踏实的睡眠。

睡眠作用的条分缕析

李舜伟介绍了正常的睡眠机制及其分期的特点，科学家把睡眠分成非快速动眼相睡眠和快速动眼相睡眠两部分，在正常人的睡眠中这两者交替出现，一夜中发生 4～6 次。在非快速动眼相睡眠中，呼吸频率、体温、血压逐步降低，肌肉放松，心率明显变慢，最终进入真正的睡眠状态。快速动眼相睡眠可能与梦境有关，它对人非常重要，能使大脑得到修整，如果缺少，则会在次日"加倍偿还"，使人噩梦频频，睡不解乏。人的一生，从呱呱坠地到离开人世，睡眠是绝对需要的，但睡眠的时间、结构与内容因个体的差异而有着相当复杂的变化。睡眠的作用包括消除疲劳，恢复体力；保护大脑，恢复精力；增强免疫力，康复机体；促进生长发育；延缓衰老，促进长寿；保护人的心理健康等。高质量睡眠的评价标准，一般看精力、情绪及工作能力，即起床后体力非常充沛，精力非常旺盛，心情非常愉快，待人平和，记忆力也很好。充足的睡眠是美容的良方，最好的美容方法就是睡眠，其机制为：睡眠时皮肤血管更开放，能补充皮肤营养和氧气，带走各种排泄物；此时生长激素分泌增加，促进皮肤新生和修复，保持皮肤的细嫩和弹性，起到预防和延缓皮肤衰老的作用；睡眠时人体抗氧化酶活性更高，能更有效地清除体内的自由基，保持皮肤的年轻态。人在白天也需要睡眠，分别在 9:00、13:00 与 17:00 有 3 个睡眠高峰，尤其是 13:00 的睡眠高峰较明显。良好的午睡习惯是：不要饭后立即就睡，最理想的姿势是平卧，时间不宜超过半个小时。打盹也是机体对睡眠不足的一种补偿，可以使人的体力与精力得到恢复。只有坚持良好的作息制度，才能保证睡眠质量。

睡眠障碍的病因剖析

李舜伟的调查显示，我国 60% 的人反馈自己睡眠质量不高，医务人员中失眠的比例高达 65%。按定义可以将失眠分为入睡困难、凌晨早醒和睡眠时间短三种。其重要原因可以概括为环境因素、躯体疾病、药物及心理因素四类。睡眠疾病可以分成三大类：睡得太少，失眠；睡得太多，嗜睡；睡眠中出现异常行动，即异常睡眠。李舜伟认为放松是睡眠最重要的前提，如果一个人在精神、心理、身体上都没有放松的话，就很难入睡，甚至根本无法入睡。他认为导致睡眠障碍的病因非常多，包括焦虑、抑郁、神经衰弱、头痛、关节痛、脑血管病、帕金森病、痴呆、癫痫、慢性肝病、更年期反应、甲状腺功能亢进或减退、垂体功能亢进或低下、肾上腺皮质功能亢进或减退、糖尿病、溃疡病、哮喘、高血压、精神分裂症、情感性精神病、反应性精神病、抽动秽语综合征等。各种疾病的发病常常与快速动眼相睡眠有关，如心绞痛、心肌梗死、溃疡病、哮喘病等，常常在此时急性发作。焦虑症患者都有睡眠障碍，焦虑性失眠以入睡困难最为突出。抑郁症是一种最容易被忽略的疾病，其典型的睡眠障碍是半夜早醒。失眠并不等于神经衰弱，它只是神经衰弱的症状之一。睡眠障碍导致的危害不容小觑，美国每年发生的交通事故中有 45% 与睡眠障碍有关，意外事故中的比例高达 50%，因此睡眠障碍者不宜从事高危作业和需要高度集中精力的行业。

治疗失眠的独门秘籍

李舜伟指出，优质的睡眠来源于良好的生活习惯，科学的睡眠卫生包括定时作息，准时上床，准时起床；床铺应该舒适、干净，柔软度适中，卧室安静，光线与温度适当；不要在床上读书、看电视或听收音机；每天规律地运动有助于睡眠，但不要在睡觉前两小时做剧烈运动；不要在傍晚以后喝酒、咖啡、茶以及抽烟；不要在睡前大吃大喝；如果上床 20 分钟后仍睡不着，可以起来做些单调乏味的事情，等有睡意再上床睡觉；睡不着时不要经常看时钟；如果存在失眠问题，尽量不要午睡，以免进一步干扰已经紊乱的睡眠节律；尽量不要每天规律使用安眠药，如果需要应间断服用，原则上每周不要服用超过 4 次。睡眠的姿势当以有利于入睡、睡得自然舒适为准，最佳的睡觉姿势是略为弯曲的右侧卧位。枕头的高度也要因人而异，患有高血压、颈椎病和脊柱不正的人不宜用高枕，肺病、心脏病、哮喘患者不宜用低枕。李舜伟提醒我们：失眠时一定要保持正确的心态，失眠并不可怕，大多数失眠不需要吃药就可以控制。针对失眠本身的治疗，主要包括非药物治疗和药物治疗，非药物治疗无严重副作用，被认为是除病因治疗外的首选治疗方法，包括睡眠卫生教育、认知疗法、行为治疗、时差治疗、光照治疗及褪黑激素治疗等。失眠本质上是一种心因性功能性疾病，单纯依赖安眠药物的对症治疗效果不佳，最重要的是鼓励患者调整生活习惯，注意睡眠卫生，如果仍然失眠，则可以考虑服用安眠药物。应遵医嘱谨慎用药，防止因用药导致的睡眠障碍。对疾病导致的睡眠异常，仅使用安眠药是治标不治本，治疗导致失眠的疾病才能真正釜底抽薪。

提升认知的实操手册　应对顽疾的他山之石
——《终结阿尔茨海默病实操手册》

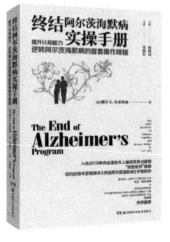

美国神经领域权威医学专家戴尔·E.布来得森（Dale E. Bredesen）曾在《终结阿尔茨海默病》一书中，向读者展示了全球首套预防与逆转阿尔茨海默病个性化程序背后的革命性科学原理。如今他的新作《终结阿尔茨海默病实操手册》问世，为人们在具体的防治行动上指点迷津。布来得森认为，阿尔茨海默病本质上是大脑在众多病理因素侵袭下出现的一种保护性反应，其致病因素包括炎症、胰岛素抵抗、毒素、病原体感染，以及营养素、激素、神经营养因子的缺乏等。该书不仅呈递了关于消解阿尔茨海默病患病风险的真知灼见，而且为阿尔茨海默病的逆转提供了可能。布来得森从开篇伊始就向读者较为全面地列举了需要解决的问题，随后详细传授了个性化程序的操作规程。该书中既有布来得森博士治疗的各种疑难杂症的实例，又有个性化程序的详细操作规程，不仅改变了当下抱残守缺的对认知症的治疗理念，而且提供了一种前沿、有效、经济、简单的提升患者认知能力的方式，为患者群体带来空前的希望。作为神经科学家与神经疾病研究专家，他倾尽自己丰富的学识与毕生的临床经验，将其治疗程序逐句编写成一本简便易行的操作手册，使数百万人受益，为阿尔茨海默病的科学防治做出了卓越贡献。正如该书中文版的主审何裕民教授所言：该书注定会成为人类阻击阿尔茨海默病艰难征程中里程碑式的标记。全书内容翔实且通俗易懂，真正做到了在全生命周期中提升个人的认知能力，是一本适合所有对阿尔茨海默病防治感兴趣之人阅读的书，获得何裕民、吴爱勤、袁钟等国内外 11 位医学大家的联袂隆重推荐。

提升认知的实操手册

布来得森是全球公认的神经领域权威医学专家，他认为，究其本质，阿尔茨海默病是人体对于一系列致病因素的保护性反应，这些因素纷纷侵袭大脑，于是大脑自发性地"撤退"了。阿尔茨海默病其实是一种"保护性的退缩程序"，而认知能力衰退只是这一"撤退"行为的连带杀伤。他在该书中介绍了一种可以预防阿尔茨海默病的"疫苗"，这款 21 世纪的"疫苗"无须注射，它是一套个性化的程序，通过评估所有导致认知能力下降的关键诱因参数，使用计算机算法来准确识别所属的阿尔茨海默病分型，并制定出一套高度个性化的干预程序，从而达到预防并逆转阿尔茨海默病的效果。他首创的实操手册以 KetoFLEX12/3 饮食原则为抓手，营造轻度酮症环境，并通过 12 个小时以上的禁食，使大脑得以自我恢复，其核心要素是将低碳水化合物饮食、禁食和运动相结合。布来得森同时详细剖析并介绍了恢复性睡眠法、针对认知健康的营养补充剂、体育锻炼以及大脑训练法，并详细解释了致痴毒素与相应的排毒法，为个性化程序施行过程中遇到的困难提供了解决方案。除此之外，该书还刊载了许多认知衰退患者的励志抗病实例。值得注意的是，我们无须毫厘不差地执行这种个性化程序，只要尽心尽力去做，自能收获卓著成效。这款由他精心创作的详细、可行的个性化防控阿尔茨海默病的操作规程，能帮助大众维护、提升脑的功能，留住记忆，有效预防认知衰退，更好地享受幸福的老年生活。这本实操手册，颠覆了人的思维定式，至少会在人类防治阿尔茨海默病的历史上留下浓墨重彩的一笔。不管你是想单纯地提升脑力，还是希望预防认知衰退，甚至是逆转早期的阿尔茨海默病，该书都有助于你达到目标。有人建议将该书命名为《终结一切疾病的实操手册》，因为作者介绍的是一种平易近人、可操作性强且相当实用的健康计划。潜心阅读该书并遵从作者的建议，有助于我们认识并保持健康的生活方式。

应对顽疾的他山之石

通常来说，认知障碍往往会悄无声息地找上你，像蟒蛇一样缠上你，慢慢地挤压你，使你窒息，而你却毫无察觉。在一般人的印象中，阿尔茨海默病仍然是前路黯淡的疾病，医学界已经在单一疗法上花费了数十亿美元，做了海量的临床试验与药物研发，全部以失败而告终。在该书中，布来得森基于其数十年的研究成果与临床应用上的成功，为我们描绘出一幅充满希望的画卷。对于那些受到阿尔茨海默病蹂躏并希望防止认知衰退的人而言，个性化干预程序是一个必备的工具。值得庆幸的是，阿尔茨海默病这种复杂的慢性疾病有一个致命的弱点，那就是它在发病之前往往会有警示性的先兆症状出现，并且需要数年的时间才能导致我们"窒息"，这就给了我们充足的时间来预防它。该书包括详细的操作规程、相关网站、可用资源、最新研究进展，所有内容都旨在为读者提供最佳的认知能力养护指导。布来得森将先进的理念转化为每个人都可以使用的操作规程，建议读者仔细阅读所有的关键信息，以此制定一套高度个性化、具有针对性的干预程序来增强自身认知能力。这套个性化干预程序不仅是防病之道，还可以逆转早期的病变，具备在任何年龄段增加智力与认知能力的养生功效，真正做到"全生命周期下呵护认知健康"。无论你是弱冠青年、不惑中年还是年逾耄耋，该程序都有助于增强认知能力、提升注意力和工作效率、增强记忆力并改善语言功能。目前的研究证实，启动干预程序的时间越早，获得积极结果的可能性就越大，效果就越理想。布来得森不仅提出综合防治阿尔茨海默病的全新理念，提供了个性化综合防治的具体方法，而且通过将其普及推广以造福人类，为阿尔茨海默病患者及其家属带来希望与福音。其目标是减轻全球阿尔茨海默病的疾病负担，并帮助那些尚未患病的人提高认知健康水平，预防阿尔茨海默病的发生。截至 2019 年，这套阿尔茨海默病个性化防控方案已经推广到 31 个国家和地区，10 个国家和地区的 1500 名医生接受了相关培训，为全球 4 万多名咨询者进行了详细指导，帮助数千名患者找到了回家的路，恢复了正常生活，甚至重返工作岗位。

颠覆认知的医学进展

当下的美国，癌症与心脏病等常见疾病的病死率逐年下降，而阿尔茨海默病的病死率却在飙升，已经变成全美第三大致死原因。在临床实践领域，医学界对于阿尔茨海默病的治疗理念严重两极分化，还原论者与整体论者各执一词，争执不休。如今人类已将疾病发生与发展机制的探究深化且细化到分子细胞学水平，同时，各种精准的干预治疗措施也陆续问世。毫无疑问，还原论是当今医学发展的主流。然而，阿尔茨海默病的困境最能折射出医学还原论的局限与短板。尽管我们为探寻阿尔茨海默病的治疗方法付出了不懈的科学努力，耗费了巨额的经费，但至今仍然只有 5 种药物获准上市，且它们对阿尔茨海默病患者症状的改善效果相当有限，无法扭转病程的发展。最新研究显示：现有的阿尔茨海默病常用药不仅缺乏有效性，还可能与认知功能的加速衰退有关。整体论更注重探索"整片森林"，而不是其中的一棵树木。整体论者认为，只要能起到积极作用，任何可用的选项都可以采纳。通过阅读我们知道，作者及其团队借助自己逾三十年的研究成果与临床经验，开发出个性化程序，为我们带来了希望。这套由布来得森创设的全球首套阿尔茨海默病个性化干预程序，正是基于整体观念的一种行之有效的疗法。他以人们的生活习惯因素为总览，内容涉及睡眠、饮食、压力与运动等多个方面。阿尔茨海默病是一种多因素致病的复杂性疾病，正因为其复杂性，更需要多方位、多靶点、多项措施的综合干预疗法，这也是个性化程序的优势所在。布来得森建议超过 45 岁的人应该去做"认知镜"检查，这种检查包括一组血液检查和简易的在线认知评估。这样方能知晓自己的认知健康状况，也能有足够的措施来预防阿尔茨海默病。布来得森坦言：正如人类在 20 世纪见证了脊髓灰质炎、梅毒和麻风病的终结一般，21 世纪我们也将见证阿尔茨海默病、帕金森病、孤独症、精神分裂症、类风湿关节炎、红斑狼疮、溃疡性结肠炎和其他复杂慢性疾病的终结。未经诊断的病原体、人类史上最高水平的致痴毒素、不合理的膳食结构、免疫系统受损、长期的重压生活方式以及深层次的原因——几乎所有人类的生活状态都有违人类种族的进化设计，这些因素糅合成了致命组合，导致了以上疾病的泛滥。我们现在所要做的就是制定、完善并提升个性化干预程序，未来矫正认知能力将会变得像矫正牙齿一样司空见惯。放眼全球，新型冠状病毒肺炎的大流行使得疾病预防与心理研究领域焕发新春，而该书为我们阻止阿尔茨海默病肆虐提供了绝好的工具与指南。笔者坚信，布来得森对于阿尔茨海默病现状的颠覆性创举，完全有可能导致真正意义上的"终结阿尔茨海默病"。

旷世奇才的解剖之路　科学与艺术比翼双飞

——《达·芬奇爱上人体解剖》

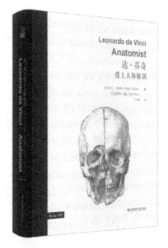

　　有幸收到我国著名眼科专家王宁利教授馈赠的由他领衔主译的《达·芬奇爱上人体解剖》，利用假期拜读后感触颇深。我们熟知的达·芬奇是文艺复兴时期的伟大艺术家，以其传世的名画享誉全球，但其才能绝非仅表现在艺术方面，他的成就还体现在基础科学、工程学、数学、医学、解剖学、音乐等方面，是不可多得的旷世奇才。这本由英国作者马丁·克莱顿（Martin Clayton）和美国作者罗恩·菲洛（Ron Philo）联袂编著的精美之作，为我们展现的就是 5 个世纪前达·芬奇的解剖学手稿。2019 年恰逢达·芬奇辞世 500 周年，承蒙王宁利教授及其团队的不懈努力，这部精彩的绝伦手稿的中文版获得出版，让我国读者得以近距离地接触到达·芬奇那些令人叹为观止的科学珍品，并重新认识这一从艺术到科学领域几乎无所不能的不世之才。王宁利教授指出，人类文明发展的真正动力是对智与美的无限渴求，前者转化为科学，后者演化为艺术，两者相辅相成。该书带给读者的启示为：当科学遇到艺术是科学的升华，当艺术碰撞科学将迸发思想的火花。医学领域的很多解剖结构、生理功能也可以被赋予艺术思维和形象，使枯燥的科研探索转化为美好的艺术展示。如果我们将从事的科学研究升华到艺术的境界，科研也可以达到更高的境界。在医疗技术突飞猛进、医学人文亟须弘扬的当下，该书的出版必将有助于我国医务工作者在传承和发扬医学领域艺术成果的同时，营造出科学与艺术相结合的文化氛围，从而助力构建更加和谐的医患关系。

旷世奇才的科学之路

达·芬奇是欧洲文艺复兴时期的天才科学家、发明家、画家，他不仅涉猎的领域众多，而且在每个领域的研究都极其透彻、详尽，这是人类心智的极致表现。从他留下的数千份科学笔记可知，他一生不断挑战科学的极限，在各个领域都有极其惊人的发现，他的研究之广和发明之多，空前绝后。他一直过着多面而多彩的生活，被誉为艺术家、军事工程师、设计师、风景艺术家、宫廷发明家、建筑师等，青年时代就以艺术才能闻名于世。中年直至晚年，他专心于设计花园的草图、马头、舞台布景、贵族装饰和小玩意儿，以及军事装备、要塞、运河、水坝和各式机械。与此同时，他在自己的笔记里，对解剖学、地理学、地质学、天文学以及人类飞行的可能性做了大量的研究与设想。他独具巧思地设计出史上第一架能由人类控制的滑翔翼，他设计的潜水装备能实现让人在海底漫步的梦想。我们很难理解一个人怎么会在如此众多的领域都独秀众侪，而且几乎处处都有伟大的贡献，或许正是对科学的不懈追求和对未知世界的好奇心使得他独步天下。达·芬奇曾言：我想要创造奇迹，与其他生活较为稳定的人或者那些盘算着一夜暴富的人相比，或许我拥有的东西更少。我可能会长时间生活在饥寒交迫之中，所有追求永恒的人都会遭遇这种情形。在我们心生厌倦、不再有用之前，生命即告终止。生命比有用终止的速度更快，死亡比厌倦更快，阻碍我的不是贪欲或怠惰，而是生命有限。从尘封史册的大量笔记可知，达·芬奇有关解剖学的著述概要早在 1489 年就已经成文，但他没有及时将自己的科研成果结集出版后公之于众。正如爱因斯坦所言：达·芬奇的科研成果如果在当时就发表的话，科技可以提前 30～50 年。

一骑绝尘的解剖先驱

达·芬奇属于思维奔逸之人，当对某件事情颇感兴趣时，他就会焚膏继晷、皓首穷经地研究，直至兴味索然。除了天赋与勤奋，他还有着更强大的动力，终其一生都被发现和揭示生活之谜的渴求所驱使。当时，人被认为是整个大宇宙中的微缩宇宙，他因为迷恋这种对应关系，对人和宇宙的结构进行了广泛且深入的研究。达·芬奇所处时代的解剖房极其阴森和恐惧，死亡的气味和发黑的器官，使多数人无法坚持走完寻找真相的旅途，但他情有独钟，乐此不疲。因为在夜里解剖尸体，他被认为有渎神之罪，并因被怀疑实践黑魔法而被驱逐出医院。达·芬奇对人体的结构及其运转机制非常感兴趣，他研究解剖学是为了了解肌肉构造与运动原理，他所涉及的解剖分为早期解剖学及人体比例研究，百岁老人的解剖，神经学与声音，骨骼与肌肉，生殖系统，心脏，马、狗、鸟、牛的研究等。他是迄今已知第一位进行解剖绘画之人，他将建筑学的平面图、正面图和截面图应用于解剖学中，并且坚持认为应该从多个方向展示人体的结构以表达完整的空间信息。他对心脏瓣膜的准确描述要比哈维精确得多。通过解剖笔记，他向读者展现了令人叹为观止的精湛技艺。

达·芬奇默默解剖了 30 多具各个不同年龄的男女尸体，从两岁的儿童到年逾百岁的老者，他对于人体比例、结构、运动状态的把握，与同时代的人相比绝对秀出班行。他一生留下了大量的人体解剖图，其精确度与现在通过数字技术获取的图像几乎不相上下。他在得到多个人类的头骨后如获至宝，把它们分成了几部分来研究其结构。他对肩部的运动机制及其肌肉和骨骼的排列非常着迷，展示了提起和落下手臂时的肌肉结构变化。他精准地剖析了人类手臂运作的原理，认为手脚的骨骼是杠杆，肌肉就是力线，即在杠杆上运作。他在动物的解剖方面也造诣颇深，发现关于弯曲与伸展，狮子因脊椎灵活度堪称"猫科动物的王子"。不仅如此，达·芬奇还融合了对解剖学的痴迷与机械学的热爱，深入研究人类关节的运作原理，发明了史上第一个人型机器人。他将解剖练就的灵巧动手能力与对物理结构的深刻理解、作为绘图员的高超技巧以及雄辩的文学风格相结合，做出了一些彪炳史册的解剖学研究。通过解剖学的研究，达·芬奇越来越坚信人体的奇妙与精巧。他指出，尽管人类的巧智能创造各式的发明，但自然的各种创造更美丽、更简单、更实用。自然创造的东西没有一样存在缺陷，绝无多余之处，而她为动物创造那些适于运动的肢体达到了如此精妙的平衡。

眼科名家的倾心之作

为何一位中国的眼科学术权威会对 500 多年前意大利绘画艺术大师的解剖学手稿如此情有独钟，而且不惜在繁忙的临床工作之余和繁重的科研压力之下，带领眼科团队的 10 位青年才俊将这本融艺术与科学于一体且图文并茂的精美巨著翻译成中文奉献给我国读者。王宁利教授在该书序言中为读者答疑解惑，他谈道：我在首次翻阅这本书的原著，当看到 "头皮层与脑室图"中的几幅图时，十分震惊。早在 15 世纪，达·芬奇就以科学的态度对眼部和大脑解剖做出了精细的描绘与记录。他分别从矢状面和水平面解剖颅脑，并细致描绘了眼球通过视神经与大脑相连的解剖结构。在颅脑结构中，他近乎精准地定义了大脑各层脑膜，绘制出脑室与眼部通过液体腔相通，并精确绘制出硬脑膜随视神经一直延续到眼球后部的解剖走行。在自己专攻的青光眼发病机制研究中，我们利用核磁影像学证明：造成视神经损害的原因不局限于眼内压力的单独作用，而是眼颅压力梯度共同作用所致。我们所获得的核磁影像已深深植入我的脑海中，看到这些 500 多年前的手稿时，将核磁影像图片与其比对，发现它们竟有着惊人的相似之处。在受到震撼之余，王宁利教授深刻体会到，科学可以跨越国界与语言，穿越时空，使远在意大利 5 个世纪前的艺术大师与今天中国的眼科名家产生了如此巨大的共鸣。为了帮助国内读者更好地认识艺术与科学的不解之缘，更加深入地了解达·芬奇在解剖学探索中的杰出贡献，在艺术名家的指导下，王宁利教授的科研团队克服重重困难，终于以这本译文准确流畅、版式精美、印制精良的中文版的问世来纪念达·芬奇逝世 500 周年。王宁利教授坦言：该书中文版的付梓，不仅希望能够表达对达·芬奇的纪念与缅怀，更希望让东方文明古国的医务界同仁也可以感受到这位西方先贤的伟大。作为艺术家的达·芬奇对科学的不懈追求与永无止境的探索，以及为我们树立的榜样，必将激励我国医务工作者在今后的科研工作中永葆好奇心与无限的探索欲。

外科发展的谈古论今　手术演化的追根溯源

——《手术两百年》

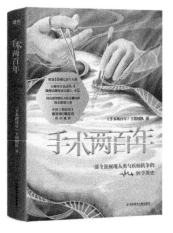

医学界一直认为内外有别，窃以为其实质是指内科与外科医生所关注的重点不同，各自为了自己专业的精进而无暇顾及其他学科的进展，导致对其他专业的来龙去脉所知甚少。2019 年上线的 8 集纪录片《手术两百年》弥补了人们外科知识的欠缺，尤其使内科出身的笔者获益匪浅。该片摄制组历时 3 年，探访 12 个国家的 70 多家医学院、医院及博物馆，追溯手术的前世今生。采访对象包括 50 多位国际医学专家和 15 位中国科学院、中国工程院两院院士，共话手术 200 年。该纪录片问世后令人震撼，好评如潮，斩获 10 项纪录片大奖。由《手术两百年》主创团队编著、以该纪录片为基础编写的科普书《手术两百年》，增加并丰富了永垂外科史册的重大事件和重要人物，辅以 200 余幅严谨、科学、高清、精细的图片，通过回眸外科手术从"玩命"到救命的探险历程，全景式展现了人类在外科领域与疾病搏斗的医学简史。全书从解剖学的发展，攻克麻醉、消毒及止血的难题，进入腹部，攻入颅腔，打开心脏，移植置换，抗击癌症，展望未来 8 个方面进行阐述，系统、深入、全面地揭示出手术背后的神奇与辛酸。让读者看到，医学的每一次进步都有"医生勇士"的"以身试法"，令人对医者产生敬畏之情。全书不仅史料翔实、情景感人，而且使用 1/6 的篇幅展现了制作团队情真意切的拍摄手记，图文并茂，能带给读者无限"悦读"的享受，无疑是一本值得收藏的医学科普佳作。

外科发展的谈古论今

　　医学是伴随着人类痛苦的最初表达和减轻痛苦的愿望而诞生的，外科之滥觞，可以追溯到人类蒙昧初开之时。对手术演化的追根溯源发现，在新疆的千年女尸下腹部，就有长切口和缝合痕迹，尽管我们难以猜测其背后的故事，但是却能看到人类与命运抗争的勇敢尝试。200 年的手术历史，也是彰显万物灵长的人类独特的"进化"史。无影灯下，柳叶刀锋，探索身体，认识自我，是医学永恒的主题。该书作者从盖伦、维萨里、哈维讲起，解剖伊始甚至有悖伦理，包括像最初输血的想法一样荒唐可笑，传说中的麻醉也曾是一场闹剧，揭示产褥感染的塞麦尔维斯却遭到当时世人的嘲笑和反对。以前手术的成败大多取决于医生的止血速度，因为止血技术差，稍有迟疑，患者就会因为失血过多而死亡，而且止血手段非常粗鲁，就是在伤口上直接使用滚烫的烙铁。在现代，有了止血、麻醉、消毒这三大利器，外科手术刀几乎能用于人体所有器官。这三大基石的形成，经历了很多年、无数人的拼搏。与疼痛的斗争，也凝聚了无数医者的心血。不难看出，外科学的每一步前进，都饱含坎坷艰辛，不仅有医生的劳苦，甚至包括患者的鲜血和生命。无论是医学的初始和洪荒时代、传统与发展时代，抑或是现在与未来时代概莫能外。进入 21 世纪，先进的科学技术与现代医学相结合，电子信息、数字智能、光导工艺及能量传导相结合，促进了医学的发展和手术的进步，但这也未必都是正途和好事。在先进技术的加持下，或许会导致医生模糊了疾病的图景，迷失了诊疗的路线，摒弃了医学的本源。郎景和院士指出，作为艺术和科学的外科学，讲究的是灵巧的手，依靠的是会思考的脑。外科医生是神圣的，他有特权进人体，但只有敬畏与爱护，不可有任何器械和技术的炫耀。外科真正起决定作用的是决策，决策占 75%，技巧占 25%。诚如法国名医达杰所言：外科医生的职责并不是创造吉尼斯纪录，而是获得患者的信任，并为患者提供最适宜的治疗手段。因此，外科医生除了专业的知识、技术的精进和实践经验的积累之外，还应该更加注重健全的自我修养，尤其应该恪守救死扶伤的医者仁心。

鲜为人知的外科史料

我们知道，医学源于人类救助同伴的本能。回首来路，彪炳医学史的大部分突破都有着惊人相似的底色：执念、勇气、不计毁誉、充满着温暖的人性善意。外科学发展的基石是麻醉、消毒和止血，手术团队的追求可以浓缩为学技、求艺、问道三个层次。人类最早的脑外科手术可以追溯到5000 年前，盖伦最早明确提出通过解剖认识人体，维萨里的《人体的构造》是现代解剖学的开端。解剖学不仅指挥了医生的大脑，而且操纵了医生的双手。基于现代解剖学，哈维创立了现代生理学，莫尔加尼创建了病理学，使其成为解剖学与临床医学之间的桥梁。法国医生帕雷是公认的"外科学之父"，其最为世人熟知的名言是：敷裹在人，治愈在神。笑气是外科学最早使用的麻醉剂，200 多年前牙科医生首次将其应用于牙科治疗。塞麦尔维斯倡导的术前洗手原则催生了现代医院里严格的无菌消毒，如今洗手已经成为医生手术前最重要的消毒步骤。1967 年，南非医生完成了世界上第一例心脏移植手术，"显微神经外科之父"亚萨基尔完成了世界上首例显微镜下大脑动脉瘤手术。1980 年，席姆完成了首例腹腔镜下阑尾切除术。乳腺癌手术是人类历史上第一个被实施的癌症手术方案。

该书作者提醒人们，出于医学认识的局限性和医疗实践的风险性，医学是有悲剧的。医学真相或真理，不过是我们关于什么是真的共识，它是一种社会和历史状态,而非具有科学和客观的准确性。例如 1949 年诺贝尔奖获得者莫里茨施行前额叶切除术治疗狂躁性精神病,因导致数万名患者出现术后严重的并发症而被叫停。我们应该清醒地认识到,疾病不可能被人类全部征服,它们总是伺机反扑,或者提升水平,把人类推入陷阱。这正如人类经常要面对新型的病毒,从 2003 年的严重急性呼吸综合征到当下的新型冠状病毒肺炎。尽管如此,医学先驱仍在质疑声中,以舍我其谁的勇气、大胆尝试的智慧和必胜的决心,将外科学从黑暗带进了光明。如今的手术正在回归它古代哲学的本源而变得更加人道,它开始思考的不只是要治疗人体,还要治愈人,即治疗并不总意味着完全治愈某种疾病,常常更多的是对患者的关爱、体恤与慰藉,这才是手术或者说医学的核心。该书作者希望留给读者的印象是:人类探索真理、推动医学前进的总调性,是在前进中带着曲折,在回望中带着希望,在快乐中带着忧伤和遗憾。

好评如潮的经典之作

尽管该书与同名纪录片问世时间不长,但其带来的轰动效应为国人所瞩目。抚今追昔,我们思忖的不仅是医学的发展与医生的塑造,还有人类的历史、文化与哲学。该书的字里行间,充满对生命与人体的无限敬畏,对医学与发展的深度哲思,对先哲与大师的顶礼膜拜,正是医生们竭尽全力、用人性的光辉和精湛的医术带给世界温暖与帮助。该书出版后不仅获得广泛的好评,而且多位学界的博学鸿儒给予了极高的赞誉,一时间"洛阳纸贵"。11 位中国科学院、中国工程院两院院士给出了中肯的评价,与读者分享如下。戴尅戎:《手术两百年》是一部非常优质的作品,它传递了人性不屈抗争之韧、医学不断进步之智和人类天性中善良互助之美。郎景和:作为医生,我们当然要寻求疾病诊治的方法,延年益寿。但更应关注的是人生的终极关怀(不是临终关怀),即生老病死、苦痛悦欲,应有哲学的理解、科学的诠释、人性的尊重。治疗并不总意味着完全治愈某种疾病,常常是关爱、体恤与慰藉。医生、患者,甚至公众、社会大概都应该如此理解和对待。吴孟超:作为医生，治病救人、为健康服务，这是最重要的。医生是有技术，但这还远远不够，必须要用所学的技术去治病救人，做好人，做贡献。为人类的健康做贡献，这才是真正的好医生。郑树森：医生的使命，就像特鲁多先生的那句话：为人类健康做出我们应有的贡献。周良辅：没有现代科技，就没有现代的医学。赵继宗：外科大夫仅开刀是远远不够的，医学本身应当有它的研究，他们都应当将人生目标设定为做一个医学家，这样才能推动整个医学的发展。郭应禄：人类健康的需求促进了外科的快速进步。董家鸿：伴随着人类文明、社会经济和科学技术的发展，医学是不断演进的。葛均波：每个时代，外科学都会因为有这些科技的进步赋予它新的内涵。让每一位患者有尊严、有质量地活着，是每一位医生的初心。胡盛寿：从最初《希波克拉底誓言》的提出，到现在医学伦理的进步，实际上是要以患者为中心，要为患者选择一项治疗效果最好的技术。钟世镇：本纪录片及书籍为医学科普事业和医疗的发展，能够立下深功。汤钊猷：《手术两百年》的出版，能够为建设健康中国做出新的贡献。

掩卷遐思，手术的故事温暖又残酷，每一位幸运的患者背后，都是一群手术先锋惊天异想的笃志躬行。我们每个人都有可能成为患者，了解这段历史，至少会让我们做一个懂道理的患者。

移植史料的雪泥鸿爪　感人至深的医生手记

——《当死亡化作生命：一个移植外科医生的手记》

尽管笔者学医出身，并终生服务于杏林之中，但依照"内外有别"的行规，长期关注内科领域，对外科行业鲜有涉猎，尤其对移植领域的历史钩沉更是孤陋寡闻。有幸读到美国外科医生约书亚·梅兹里希（Joshua Mezrich）的《当死亡化作生命：一个移植外科医生的手记》，笔者获益匪浅，不仅获得大量移植领域的知识，而且由衷地敬佩作者丰富的学识和对职业的挚爱。该书中涉及的主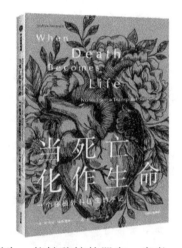
要内容包括：完美的人体、移植外科医生的诞生、能够移植的器官、患者和捐献者、移植的现状与未来等。梅兹里希撰写该书的初衷并不是按照时间顺序描述其作为外科医生的成长历程，而是要以自己和患者的经历为背景，讲述那些通过艰辛的努力使移植变成现实的当代先驱者的感人故事，并让读者认识到为何移植这一领域牵涉面如此之广。梅兹里希坦言：该书既不是一本回忆录，亦非完整的移植史，而是作者对行医生涯中亲自操刀的数百例移植经验的总结和对生命的感悟。他希望读者从阅读中领会到，从捐献者到接受者再到医生，作为"有幸"看管器官的守门人，移植都是弥足珍贵的礼物。该书不仅史料翔实，而且细节非常真实感人、引人入胜，尤其是扉页上作者的题词令人震撼：我从没有气馁过。如果我放弃了，患者就没有希望了。阅读该书有助于人们了解移植的前世今生，加深对医者的理解。

移植历史的抚今追昔

回眸历史可知，移植的发展进程充满艰辛，不堪回首。移植领域的开拓者所做的事情非常激进，甚至违背了外科医生"首先不要造成伤害"的誓言。梅兹里希介绍了移植领域勇敢先驱者的感人事迹，他们有足够的勇气面对失败。要完美缝合血管，卡雷尔意识到必须做好三件事情：找到更好的针和线、探索出能保护内膜的缝合技术、研制能帮助医生快速完成缝合的装置。卡雷尔不仅为此发明了血管的三线缝合法，还认为专心地重复练习对于技术达到完美至关重要，为此他向花边刺绣大师学习刺绣，练习在纸上用针缝纫，并把针线浸在液状石蜡里以便其更容易穿过组织。基于血管缝合以及血管和器官移植方面的贡献，他获得 1912 年诺贝尔生理学或医学奖。除此之外，科尔夫发明的器械能延长肾衰患者的存活时间，以备留出时间制订人体移植的可行方案。梅达沃被誉为"移植之父"，其杰出贡献是提出"获得性免疫耐受"的概念，他发现的免疫学证据，证明了能克服导致器官移植出现排斥的生物力量，使移植器官长久工作成为现实。梅达沃本性儒雅、诚实而乐观，他将希望播撒给那些相信临床移植能够成为现实的人。这些人共有的优良品质包括：充满睿智、富有远见、信念坚定、勇于尝试、特立独行、排除万难，对自己的事业有着近乎痴迷的坚持。

梅兹里希也分享了作为一名技艺精湛的移植医生的坎坷经历、从医生涯中那些刻骨铭心的医患深情，并为大众带来引人入胜的移植故事。作为医生，他感谢患者对自己敞开心扉，和他分享最脆弱的恐惧和秘密，使自己学到尊严、诚实和爱，产生写作的灵感。他认为，所有捐赠的器官都是一种馈赠。器官捐献者及其家人也是患者，他们是英雄，是他们让移植成为现实并从中受益。因此感谢所有的捐献者，他们以实际行动诠释了"给予比索取更幸福"的理念，他们的无私奉献是移植得以存在的真正理由。梅兹里希坦言：与捐献者家属的交流是移植过程中最难熬却也最有价值感的环节，是美好并闪耀着人性光辉的时刻。他们所爱的人将通过自己的奉献拯救至多 7 条生命，并将以此种形式延续自己的生命。器官捐献不是放弃自己身体的一部分让陌生人活下来，它其实是一个完全陌生的人几乎倾己所有，让你身体的一部分活下来。它为生命的最后时刻增添了崇高的色彩，是一种回馈，一种传递，是对生命馈赠的延长。梅兹里希认为，生病最糟糕之处在于，它迫使你和你爱的人分开，让你与你在意的人和物隔绝。活体捐献者的出现，为你带来了一个亲人。他会握着你的手说：我们携手面对。无论捐献者承担的风险有多小，都是这个等式的重要组成部分。他会说："我将与你一起生病，也会携手战胜它。我们一起放手一搏，把生命交给一个陌生人，两个人总比一个人力量大。" 随着技术的进步，近年来已经成功实现了不同基因的个体之间的器官移植。放眼未来，异种移植永远都是移植的方向，它就在拐角处，但可能是个很长的拐角。

梦想成真的艰辛历程

塞万提斯曾言：不尝试荒谬，不成就非凡。20 世纪 60 年代末，医学界已经进行了多种器官移植，但绝大多数以失败而告终。直到 1983 年环孢素问世之后，才出现了真正意义上成功的器官移植。梅兹里希指出，世界上第一例心脏移植发生在南非的开普敦，人体上实施第一例肺移植和心脏移植的术者是同一人。肾脏是精致的器官，肾移植是目前医学中最成功的移植。即使最笨拙的肾脏，也比世界上最博学的医生更聪明。在医学的每个领域，医生毕生都在与死亡做斗争，保护患者免受疾病的蹂躏，减轻癌症、心脏病和肿瘤带给患者的痛苦。医生的感觉就像是一种召唤，带着众多的使命和巨大责任的召唤，某人的生命掌握在你的手中，你要为接下来的事情负责。在与疾病打交道时，需要真正做好两件事：帮助患者或不伤害患者。一般患者承受着孤独，他们要孤身一人接受手术，最后独自离世。移植是与众不同的领域，它是让其他人加入，与你携手与疾病做斗争。移植的器官都是无与伦比的礼物，是生命之礼，是逝者对生者最后的馈赠，医生所要做的仅仅是将它们在不同人身上进行转移。它在死亡中收获，死亡是医生救死扶伤的起点。梅兹里希永远忘不了肾移植的简洁之美，以及看着肾脏变成粉红色并排出尿液的奇妙感觉。一个刚刚去世的人，拯救了一个陌生人，而这一切在他的帮助下得以实现。移植是少数几个与患者建立终生联系的外科领域之一，参与患者的恢复过程是一种荣耀，但也是负担。在医疗保健中，只有移植领域会有这样的患者，无医学诊断，无可识别的病理特点，从定义上来说，个人完全健康，不会从手术中有任何获益，甚至会受到一些明显的伤害，尽管概率极低，有的甚至可能会驾鹤西去，但他们就是健康的捐献者。移植医生是捐献者器官的管理人，要帮助他们把这些至高无上的馈赠变成鲜活的现实。因此，医生怀着尊敬和自豪的心情肩负这份重任，必须心怀使命，矢志不渝。

医者人生的真实写照

梅兹里希非常赞同爱因斯坦的观点：只有全身心投入事业的人才能成为真正的大师，基于此认识，精通需要全情投入。他认为，名垂史册的外科医生都是天赋异禀的巧手天才。对于重病患者，真的只有一次手术的机会，尤其是免疫抑制的患者。手术中保持精神集中、头脑清醒、不被挫败非常重要，医生的精神状态关乎手术的质量。无论情绪如何，都不能影响手术，每一步都要做到完美，否则患者将付出巨大的代价，捐献者的生命之礼会被浪费。正是一场身临其境的肾移植让梅兹里希意志坚定地投身移植外科领域。在随后 12 年的临床训练中，他日常生活的真实写照就是：不能做个人计划，要求随叫随到，无论白天、黑夜，还是周末、假日或家人的生日。外科医生的迷人之处和严峻挑战是：患者及其家人信任你说的话，把自己的性命交付给你，相信你会竭尽全力，你的判断意味着一切。这促使医生刻苦训练，相互帮助，即使知道自己永远做不到完美，也要努力接近这个目标；这就是外科如此令人惊叹、使人谦卑之奥秘，这也是医生要寻求帮助、承认错误、不断进步的动力。外科医生的喜怒哀乐总是和病情最严重的患者同步，希望可能是医生最强大的财富，把自己准备好，才能成为别人乌云上的彩虹。功成名就的医生取得很多胜利，但失败令医者永志不忘，这些记忆让医者痛苦，也鞭策着他们努力做得更好。

梅兹里希指出，临床上处理问题的效率越高，就越难把患者视为"人"。手术室里没有自尊，专家应该知道何时求助。医生都犯过以患者生命为代价的错误，每位医生心中都有一块挥之不去的墓地，唯一能做的就是从错误中吸取教训。患者出现并发症时，外科医生一定会竭尽全力来修补。每次患者出了问题，都会出现极其糟糕的感觉，内疚自责和紧张不安交织在一起，还夹杂着抑郁。并发症就像压在肩上的重担，吸光了生活中的快乐。雪上加霜的是，医生始终都要面对因为自己的失误而在痛苦中挣扎的患者。因此，每一位外科医生都需要有一个奥斯勒所说的"日密舱"来存放所有的失误，处理医疗事务时打开，与家人团聚时关上。作为医者，不打开舱门会变得懒散傲慢，失去同理心；不会把舱门关上的人要挣扎着保持理智，会控制不住地去想已经发生或自己可能造成的糟糕事。一定要找到与并发症和谐共存的方法，无论它是否由我们造成，都要从中及时补救，帮助患者平安度过。外科医生唯一的缺点就是永无止境的责任感。虽然屡获成功，但也难免失败，而其中很多失败是你心中挥之不去的痛，让你无法过上正常的生活。医生对待不良结果的明智之举应是：完成每天的工作，但不要对患者过度感性，否则自己的情感会被消耗殆尽。应简单地接受它，然后继续前进。

俯拾皆是的智者箴言

在梅兹里希的记忆里，书籍一直是生活中不可或缺的陪伴，从小父母就规定他每周必须读两本书。正是长期与书为伴，点燃了他大脑中撰写该书的火花；本科学习俄国语言与文学专业的积淀，加之涉猎广泛、博采众长，他丰富的知识储备在该书中体现得淋漓尽致。每一章，都以一段与书中内容相得益彰的智者箴言开始，给读者以启发。例如，不是我们造就了历史，是历史造就了我们。我尊重过去，不知道自己是来自何处的人，也不知道自己将去向何方；我尊重过去，但我活在当下；我立于当下，并尽我所能站在舞台中央，然后再向下一站出发。梅兹里希在书中尤其引用了许多立志的名言，如爱迪生所说的我没有失败，我只是找到了 10 000 种行不通的方法。丘吉尔所说的成功不是终点，失败也非末日，最重要的是继续前进的勇气。奥斯勒所说的冷静、坚强、耐性，勇于直面困难和失望。在危险和逆境中坚守你的原则和理想，经得起生活的考验，永不向无助和绝望低头。不仅如此，该书中很多匿名先哲的睿智人生之思也熠熠生辉：是否笃信假设为真，与它是否为真无关。只有冒险走很远的人，才可能知道一个人能走多远。普通人参与行动，而英雄发起行动，这就是两者巨大的差异。在最极端的情况下仍怀有希望，这是一种反抗，能让人以自己的方式生活，这是人类精神的一部分，让奇迹有机会发生。如果说医学史是关于医生的故事，那是因为医生贡献的背后是无数患者更加实际的英勇付出。

永无止境地追求完美

先哲曾言：如果把行为天才想象成一个金字塔，那么底部基石就是协调性，其上是为了使特定动作趋于完美而不断重复的练习，而想象力则居于金字塔的顶端。这就是行为天才与平庸之辈的区别所在。外科医生要花数年的时间掌握一门"手艺"，最终结果是，当患者面临死亡风险时，你可以打开其身体，拯救他们的生命。医生从死者那里取走了点东西，但同时也给捐献者及其家人留下弥足珍贵之物。一件美妙的礼物，把两个人永远地联系在一起。无论采取什么措施，医生有时也会退缩，要求医者完美无瑕绝非理性，明智之举应该是永无止境地追求完美。外科医生在手术中应当表现出强大，对并发症的处理也应如此，从医学层面管理并发症并不困难，有挑战性的是如何在情感上解决它们。梅兹里希坦言：外科人的性格特征是喜欢团队工作，拥抱责任和机会，制造积极影响，分享手术成功的兴奋，喜欢看着自己的患者在严重受伤和重大手术后日趋康复。他对外科情有独钟，是因为可以立竿见影地解决问题，而不需要长期管理那些永远不会彻底消失的病症。手术对他而言最有意义的部分，不是解决难题的智力挑战、帮助别人带来的嘉奖，也不是所救之人对你的感谢，而是在患者身上能见到最原始的人性：恐惧、绝望、勇气、理解、希望、无奈接受、英雄主义。患者教给了医生如何对待生命，特别是如何面对逆境。勇气是驱使外科医生前进的核心，这种信心和勇气刻在他们骨子里，并会始终坚守、终生相随。

老去与告别

认识自己是生命真正从容优雅的开始。一个人需要一
定的生活阅历，才能认识到生命正在走向终点，才能意识
到今天所做的一切，将在很大程度上改变自己的余生，并
影响以何种方式走向生命的终点。

优雅睿智的临终告别　生命末期的养尊处优

——《好好告别：关于临终你需要知道的常识与智慧》

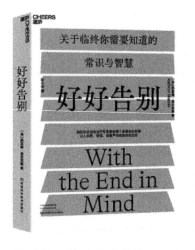

凯瑟琳·曼尼克斯（Kathryn Mannix）是英国著名的专业缓和医疗师，拥有40多年的缓和医疗工作经验。在其职业生涯中，一直与患有不治之症或处于重症晚期的人打交道，陪伴数千名患者走完人生的最后一程。《好好告别：关于临终你需要知道的常识与智慧》是她对自己毕生工作的总结与思考，她从了解临终模式、找到合适的告别方式、选择讨论死亡的最佳时机、调整生命的预期、留下给世界最后的赠礼、超越生命的局限六大方面出发，用亲历的30个临终感人故事，撰写出让读者了解缓和医疗与临终关怀的经典佳作，为我们讲授了一堂缓和治疗必修课。她不仅描述了每个人从容面对人生终点的可能，而且将自己的行医经验倾囊相授，帮助即将离世者提高临终生活质量，安然走完人生最后的旅程，同时有助于照护者摆脱无助与疲惫，获得科学和温暖的指导。如果你正在陪伴人生临近终点的亲友，或正在从事缓和医疗的相关工作，如果想拓宽自己人生的宽度，提升生命的质量，阅读该书必将有助于你更多地了解死亡、更深入地思考自我、更能无所畏惧地笑对人生。

优雅睿智的临终告别

这是一本教大家如何直面死亡的书，作者通过感人至深的真实故事，采用通俗易懂的描述手法，生动地讲述了死亡的进程，令笔者回忆起父母驾鹤西去前那爱莫能助的宁静。国人大多对死亡讳莫如深，好像不讨论它就不会到来，可生与死都是每个人的宿命。人们对死亡的认知因人而异，有人认为好死不如赖活着，有人坚信生命的质量优于其长度。在逝者度过的最后时光中，我们是否只满足了他们的物质需求却没有关注其心理感受？或者时光倒流，我们能否在他们的有生之年就提供尽可能多的关怀，以至于在那段来不及弥补的最后时光尽量少些遗憾？尽管这些问题难有答案，但值得我们深思。曼尼克斯认为，死属于生命，生亦属于生命。她把临终关怀比作助产士，让生与死交替着，颇为动人。她倡导的人文医疗，就是不急于医疗技术的介入，而是通过生命关怀、维护个体尊严并提升生活品质。在羽化西去的前夕，不再以治疗疾病为焦点，坦然接受不可避免的现实，不加速也不延缓死亡。临终关怀为冰冷的死亡赋予了温度，对大部分癌症患者而言，在无法实施安乐死的情况下，缓和医疗填补了这一空缺，让身患绝症的患者不至于太痛苦地逝去。当一个人有勇气直面死亡的时候，它可以成为你的工具。所谓向死而生，就是吸取教训，优化自己，提高生的质量。至于死，它一直就在那里，不必畏惧。正如曼尼克斯所言：死亡通常没什么好害怕的，但人们需要做很多准备。

缓和医疗的独特视角

该书作者指出，缓和医疗是一个全新的理念，它追求安宁，而非安全、安康；工作重心是疗护，而非疗愈、疗效。源于目标的迁移，它带来了医患双方乃至整个社会死亡意识的转变与调整。但缓和医疗必须面对两大世纪难题：一是生命尽头的人能不能安详离去？他们难以割舍对生命保障系统的眷恋，于是去忍受心脏按压、气管插管等急救措施带来的痛苦。但急救成功后，他们很可能就要通过依赖生命保障系统维持毫无质量的植物状态。二是生命和死亡的权利属于谁？尤其是对临终或患有不治之症并忍受巨大痛苦的人来说，他们有没有权利放弃自己的生命，或者选择在何时结束生命？此时，医生如同攻防战中的战士，是与疾病血战到底，还是停止无谓的抗争？是永不言弃，还是与死神握手言和？患者家属也很纠结，救本天经地义，岂能撒手不救？若不救，将于心何忍，于情何堪？曼尼克斯认为，人们应该跳出纠结的思维圈，开辟出第三条路，那就是直面死亡。缓和医疗并不只是关注死亡过程，在病程的任何阶段，只要患者有需求，他们的身体症状都可以得到良好的控制。缓和医疗的干预对象不单纯是躯体，而是全部身心；干预手段不只有喂药、打针、做手术，还有讲故事和叙事、回顾生命、重建的人生意义；临床思维也不再胶着于急救技术的介入，而是拓展到生命关怀、个体尊严、生活品质。一般来说，接受缓和医疗意味着令人痛苦的躯体症状都得到了良好且合理的控制，情绪问题也获得很好的照护。曼尼克斯接触的患者大多处于生命的最后几个月，因此，她有机会在患者知道自己大限来临之际，了解他们特别的生活方式。曼尼克斯希望这些故事传递的正是这部分信息：行将羽化西去的人是如何生活的。

生命末期的养尊处优

这是一本出自缓和医疗专家的临床陪伴手记，作者既是一位资深的全科医生和认知心理学家，还是一位讲故事的高手。该书的基调很特别，聚焦于生命末期的养尊处优话题。作者指出，要真正在慢性疾病末期与深度衰老的时刻落实养尊处优，实现从解决症状的 1.0 模式转变为关怀生命的 2.0 模式，有 7 道必须翻越的坎：一是坚信衰竭和死亡的进程不可逆，干预只能缓解，无法疗愈，与可逆的疾病、通过干预可重现活力、康复心理期许之间存在认知鸿沟。老龄及终末期病理特征为器官、组织及细胞的退化，而不是异化或歧化，主要表现为功能退化、行为退缩、智力蜕变，躯体失序与失能、失忆及失智，情感意志上失意失落、人格缺失、尊严丢失。现代医学引以为傲的控制病因的战争模式与改善功能的替代模式失灵，姑息与缓和医疗模式登场。二是知晓疼痛与痛苦之间存在巨大落差，疼痛不是痛苦。1.0 模式的干预是充分止痛；2.0 模式的干预从控制疼痛转到抚慰痛苦，阐释痛苦的意义。三是疗愈与尊严的目的交映，疗愈不同于尊严。1.0 模式的诉求是追求病因学改善；2.0 模式的诉求是维护患者生命的尊严，帮助患者及其家属重新发现生命的意义。四是把握终末期技术-人文双轨范式与单纯技术干预范式的差别，治疗不是矫正修复，而是关怀照护。1.0 模式的认知是着眼于矫正与修复的治疗，可以部分矫正、修复失能，但无法矫正与修复失智、失意、失格、失尊严；2.0 模式的认知是着眼于个人境遇与生活品质的改善，实施全面的关怀与照顾。五是熟知终末期身心干预的认知偏倚，心理干预不是心灵抚慰。1.0 模式的行为是心理症状的缓解、负性心理动因的稀释；2.0 模式的行为是抚慰精神，达成终极关怀。六是洞悉死亡过程与意义的认知偏差，肉身死亡不是个体死亡。1.0 模式的行动是直面死亡危局的预警与解读；2.0 模式的行动是对死亡意义的认知，在拒绝与接纳死亡、控制死亡与过度干预之间保持张力，帮助患者及其家属豁达地看待生死，缔结出爱的遗产。七是明了沟通不是交往。1.0 模式的层级是通过改善语言，增加医患、护患之间沟通的亲和度；2.0 模式的层级是通过共情训练，拓展医患、护患之间的交往深度与丰富度，融入患者的生活和生命体验，提升生活品质。

好好告别的经验之谈

该书作者长期从事缓和医疗工作，几乎每天都会看见有人临终。她指出，无论是在受慢性疾病煎熬的生命末期，还是在深度衰老的弥留期，患者都不再需要生命救助。虽然当今时代的生命支持设备、急救技术足够先进，能够让他们继续存活，但是这样的生活品质十分低下。在缓和治疗领域，患者临终前的守夜极为常见。有些家庭进行得很平静；有些家庭采取轮班制，既要照顾将逝之人，还要关心刚替换下来的照顾者；有些家庭会发生地位争夺战，看谁最悲痛，逝者最钟爱谁、最需要谁、对谁最满意；有些家庭充满欢声笑语，还会一起闲聊、回忆美好的时光；有些家庭更安静，笼罩在悲戚的氛围中；有些家庭只有一个人形单影只地孤独守候；有时候要由从事缓和治疗的工作人员守夜，因为患者无亲无故。该书作者坦言：我见过很多家庭都像我一样，无眠地守候和探望。我怎么完全没有意识到，坐在那里等候的家属其实是在一边深切关注一边分析情况？这不是一种被动行为，他们处于异常警觉的积极状态，在患者的脸上寻找线索，从他的每一次呼吸中寻找证据：怎么回事？不舒服？疼痛？满意？平静？这就是守夜。该书作者从一个意想不到的全新视角，重新认识了熟悉的守夜模式：家人聚集，轮班值守，从患者脸上认真分析几乎没有什么内容的信息。该书中记述的故事很揪心，也很温馨；很扎心，也很温暖。它在教人们如何直面痛苦，尤其是那份衰弱、衰竭、衰亡之苦，以及在生命的尽头，如何豁达地看待生死。针对患者的躯体痛苦，医生不仅需要症状学的解决方法，还需要有针对性地进行生命关怀，针对痛苦别离进行精神抚慰。此时，虽然医生无法疗愈生命，但可以通过敬佑生命、叩问生命、关爱生命，赋予生命以新的意义。

衰老理论的交叉融合　无法拥有的借来时光
——《借来的时光：关于我们如何以及为何变老的科学》

　　人口老龄化无疑是 21 世纪人类面临的重要问题之一。根据《2019 年世界人口数据展望报告》，到 2050 年，65 岁以上人口的数量可能超过 5 岁以下儿童数量的 2 倍，而且这种差距还将继续增大，这种情况对社会造成的压力已经日趋明显。我们为何会变老？是疾病加速了衰老，还是衰老导致了疾病？节食和运动真的能延缓衰老吗？科学界有哪些新的抗衰老福音？几个世纪以来，为了回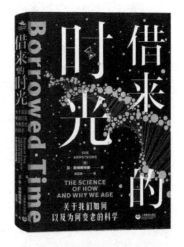答以上问题，科学家一直努力地探求真相，但所获得的答案仍众说纷纭。无数相关理论层出不穷，有人认为我们的身体只是因为生活的颠簸而磨损，就像鞋子会穿旧、汽车会生锈一样；还有人相信衰老和死亡是由基因设定与调控的。在《借来的时光：关于我们如何以及为何变老的科学》一书中，英国科学作家苏·阿姆斯特朗（Sue Armstrong）通过记述对老年医学领域大家的访谈，为读者讲述了普通大众中一些人特殊的衰老经历，提醒我们医学进步要治疗的是人，而不是任何疾病。阿姆斯特朗专注于从内因来寻找答案，其探讨的主要问题涉及：什么是衰老？随着时间的流逝，我们身体中基础的细胞和基因水平究竟发生了什么变化？为什么人体的皮肤会随着年龄的增长而出现皱纹？为何成人的伤口愈合时间比儿童的要长得多？为什么我们在侃侃而谈的关键时刻会突然忘词？不仅如此，阿姆斯特朗还通过回顾科学界对衰老从实验到生活的多项研究，全面综述了科学家在探究并试图揭秘衰老的机制中所进行的不懈努力，以及在寻找延缓衰老、预防与其相关严重疾病的灵丹妙药中的艰辛历程。阿姆斯特朗坦言，此书最多只能挂一漏万地介绍一些最有趣、最重要的话题，让更多人对将来如何真实地拥有更健康的晚年生活产生兴趣。如今的生物学研究成果已经清楚地表明，对于延缓和改善必然发生的衰老过程，人类大有可为。

衰老理论的交叉融合

时至今日，全球人口中增长最快的部分就是老年人，世界人口老龄化已经像气候变化一样，成为 21 世纪面临的巨大挑战。不可忽略的事实是，对我们大多数人而言，老年生活意味着一段复杂且漫长的经历，因此我们无法对自己必将面对的漫长衰老经历视而不见。人体为何会走向衰老？这个问题一直让科学家头疼不已，而且至今有关衰老机制的答案仍莫衷一是。回眸历史可知，曾有无数针锋相对的理论涌现。有人相信"一次性躯体"理论，认为衰老是所有生物的固有现象；有人认为衰老是一种正常的消磨和损耗；有人认为这是因为衡量细胞分裂寿命的端粒随着时间的流逝而不断缩短；有人坚持衰老和死亡是由基因编码来加以控制的。时至今日，越来越多老年医学研究的大家倾向于认为：衰老是一种疾病，因此我们可以采取措施对其进行干预和治疗。其中有些人甚至认为衰老可以被"治愈"，这样我们就可以长生不老。这种或许异想天开的想法使得人们对长生不老一直孜孜以求，甚至有时会走火入魔。阿姆斯特朗与大多数人一样，曾想当然地认为衰老是一个不可避免的生物学过程，人类即使不欢迎它的存在，也只能接受和容忍。但事实上，步入老年是引发许多不良症状的最大单一风险因素，这些症状包括从关节僵硬、骨骼变薄、精力衰退到心力衰竭、癌症、中风、痴呆，以及听力与视力的持续丧失。这一无可辩驳的事实，使得我们开始探究自己身体退化的原因和方式，并开始寻找能够有效干预这一过程的秘籍。毋庸讳言，衰老科学研究的最终目的是找到一种治疗衰老的方法，尽管科学家在该领域进行了不懈的努力，但我们必须承认的事实是：在过去的 50 年里，医疗保健并没有像减缓死亡过程那样减缓衰老过程。

衰老标志的具体特征

阿姆斯特朗为我们介绍了地球上千奇百怪的生命呈现，如格陵兰鲨鱼能活 400 多年，北极圆蛤被认为是世界上寿命最长的多细胞动物，其中最长者活了整整 507 年。阿姆斯特朗指出，除非在极少数情况下，基因并不能决定我们的命运。人体自身的保护机制功不可没，阿尔茨海默病发作的真相是：大脑实际上是在试图保护自己免受伤害，它们在试图杀死入侵者时缩小了自己的整个防护网络。该书着重介绍了判断衰老的三条基本标准：一个衰老特征应该是在正常的衰老过程中表现出来；如果在实验条件下情况恶化，它将加速正常老化的过程；如果在实验条件下情况得到改善，正常的老化过程将会得以延缓，生物的寿命将会延长。有鉴于此，专家总结出符合这些标准的 9 个特征如下：①基因组的不稳定性，这是在整个生命过程中遗传损伤积累的结果；②端粒损耗，每当细胞分裂并复制染色体时，细胞末端就会被切掉一些，端粒也会因此而变短；③表观遗传改变，基因的作用是由化合物和蛋白质共同协调的，而这些化合物和蛋白质可以附着在 DNA 上，开启或关闭基因并调节它们的活性；④蛋白沉积的丧失，细胞中含有大量蛋白质，这些蛋白质是活化基因的产物，几乎可以完成我们身体中的所有任务；⑤解除对身体营养状况的监管，细胞已经进化出精密的机制来调节彼此的行为，从而充分利用营养来产生能，并为生长提供原料；⑥线粒体功能障碍，线粒体是细胞的"电池"，它们是所有哺乳动物细胞中大量存在的细胞器，主要从细胞中吸收营养物质，并将其分解从而产生能量；⑦细胞衰老，正常细胞在经过一定次数的分裂之后会失去分裂能力；⑧干细胞衰竭，成体干细胞是未分化的细胞，它们的存在是为了对生物的身体进行修复和维护；⑨体细胞之间的通信发生改变，这主要是由于身体组织出现了慢性的轻度炎症所致，炎症最初是身体维护健康的手段，但随着年龄的增长，这种发炎的情况会导致身体功能出现异常。以上特征描述了衰老的普遍特性，为开展进一步的研究提供了有力的参考点。不可否认，研究人员的共同心愿是明确触发整个衰老过程的动因，或确定衰老过程的主要触发开关。基于人类对衰老研究的热情日益高涨，加之聪明睿智的人才大量涌现和技术日新月异的发展，我们必将获得更多关于人体深处正在发生事情的迷人而又深刻的见解，从而让我们探究到衰老与死亡的巨大奥秘。

无法拥有的借来时光

阿姆斯特朗认为，科学家总是被强烈的好奇心所驱使，去解释周围环境以及我们的内心世界，如果没有其他目标，他们这么做就是为了增加人类知识的总和。回眸历史，历代先哲有关衰老的解释不胜枚举，如衰老是一个根本性的重要过程，支撑着地球上规模最大的一种社会变革。衰老是死亡的种子，从我们被赋予生命的那一刻起就被植入了每个人的体内。衰老是生物体从内到外的死亡，是有害变化的普遍性、渐进性和内在性积累。衰老是我们身体健康维护系统的逐渐失效，它是一种疾病，也可将其视为一种疾病超级综合征。由于人们对衰老的动因和过程并未达成共识或形成明确定义，所以科学家只能像在迷雾中移动打靶一样，试图根据眼前正在进行的游戏反推隐藏其后的规则，导致应对衰老所带来的灾难时一直专注于应对那些显而易见且病理明确的疾病，如癌症、心力衰竭和阿尔茨海默病。不可否认，癌症和衰老似乎是同一枚硬币的两面：衰老是我们为预防癌症而付出的代价，因为对于那些具有潜在危险的细胞，大自然限制其扩张的方式是在经过一定时间的发展之后就抑制它们的分裂能力。

要想让细胞永生，在生物学上代价极其高昂，因为自然选择只关心物种的延续，而不是个体的存活。无论采取什么策略来使用干细胞进行抗衰老治疗，这种方法都笼罩着致癌的阴影，因为每次细胞分裂都会带来癌变的风险，这是一个非常棘手的问题。生物学的因果关系之间几乎不存在任何直线，因为它们身上往往会有备份系统或修复方式来弥补其中的失败。我们获得的教训是，失败不一定意味着知识的缺乏或方法有误，只是证明人类对一些基础事物的认识仍然非常有限。从而提醒我们，在生物学中寻找普遍规律总会遇到各种陷阱和错误假设。时至今日，衰老问题在生物学上依旧是一团乱麻，剪不断理还乱。因此对科学家来说，更迫切的关键任务是通过自己的研究成果使社会免于耗费高昂的医疗费用，防止或推迟个体出现生活质量低下的带病生存的悲惨状况，以免于在晚年经历可怕而又漫长的屈辱和折磨，让我们直到步入生命的终点之际，都可以保持一种健康、活跃和独立的生活状态。如今已有的资料显示，所有的衰老疾病都有着共同的根源，并且衰老这一过程本身并非不可改变，因此迫在眉睫的任务是唤醒政策制定者、医疗服务和医疗保险行业者认识到这些事实。

有益健康的生活诀窍　优雅老去的行动指南

——《优雅老去：你的前 100 岁健康指南》

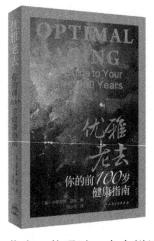

随着科技的进步，我国人民的生活水平明显提高，人均寿命不断延长，2019 年已经达到 77.3 岁。尽管高寿者云集，但人均健康寿命不足 60 岁，老年人的健康状况堪忧。有鉴于此，如何在保持健康的前提下优雅地老去，尽享人生的天伦之乐，已经成为很多人的奋斗目标。美国作者杰罗尔德·温特（Jerrold Winter）的新作《优雅老去：你的前 100 岁健康指南》值得一读。温特是美国知名的药理学教授兼科普作家，他通过一个个鲜活的医学故事，抽丝剥茧，娓娓道来，引领读者鉴古知今，学会分析与判断，通过拨开迷雾以认清事实，使读者对各种健康知识不仅知其然，更知其所以然，从而有助于在日常生活中去努力践行。温特详细介绍了如何保持人体健康、制订科学有效的健身计划、药物的临床疗效等多方面的知识，并针对老年人常见的病患（如疼痛、痴呆、骨质疏松、心血管疾病和中风等）的防治给出切实可行的指导。该书的独特之处在于，作者依据高深的科学造诣，通过旁征博引全球知名医学杂志所发表的科学研究结论以支持自己的观点，在科学严谨的理论和资料翔实的数据基础上，采用通俗易懂且颇具幽默感的语言进行写作，让人读起来趣味横生，值得一阅。

人体营养的全面科普

温特教授从教已逾五十载，主要从事药理学、成瘾的要素与多种精神疾病的药物治疗研究，这些精神疾病包括焦虑、抑郁、精神病、阿尔茨海默病、老年失忆等。作为科普名家，他始终致力于向民众普及有关锻炼、营养、衰老与精神药物等多方面的知识。在该书中，温特借助权威医学杂志所记载的一些真实可信的历史故事，对有关人体营养的知识进行了全面科普，其涉及的主要内容包括：什么是相关性和因果性，何为双盲实验和安慰剂效应；医学科学的进步为什么会一波三折，医疗差错为何会频发；在筚路蓝缕的医学探索之路上，何为真诚的努力，哪些是故意的骗局；有哪些医者德艺双馨，秉持仁心仁术、以身试药；有哪些商贩利欲熏心、忽悠大众；人类所需的营养从何处获得，膳食补充剂到底有无必要。在如今的网络时代，人们想当然地认为一键上网就能方便快捷地获取各种答案，但在令人眼花缭乱的众多回答中，做出明智的选择绝非易事。先哲曾言：信息会掩埋知识，而知识可能摧毁智慧。信息泛滥让人无所适从，网络上良莠不齐的信息有时候会让人顾虑太多，失去正确的判断。有鉴于此，温特在介绍各种有关健康的知识时，不仅清晰准确地解释了"是什么"，而且使用更多的笔墨去诠释"为什么"，令读者思考和回味。温特相信，只有普通大众建立起批判性思维体系之后，才能在面对不明真相与被忽悠时，依据科学的知识和清晰的见解上扬嘴角，露出超然而自信的微笑。纵观全书，温特通过渊博的学识和深入浅出的科普技巧，带领读者科学地认识药物、保健品、营养素及常见疾病，指导读者进行科学的锻炼和正确地保持优雅的身材。通过科学地介绍各类营养素的利弊，温特旗帜鲜明地反对使用所有保健品，提倡通过正常的进食摄入营养。

正本清源的科学事实

物理学家普朗克曾言：一个新的科学真理取得胜利并不是通过让它的反对者们信服并看到真理的光明，而是通过这些反对者们最终死去，熟悉它的新一代成长起来。温特坦言：生命无比奇妙，人类对其的认知还非常有限，尽管雄关漫道真如铁，但人类认识自身的努力从未停止过。向死而生的人生之旅必将经历一个逐渐衰老的过程，自身的基因、运气和人体的自由意志三种决定因素在其中发挥着作用，只有自由意志个人能够掌控。真正的科学总是直面挑战，现代医学科学也是在不断地迎接质疑、逐步推翻过往的教条中逐步逼近真相。通过认真阅读该书，读者可以清晰地回眸现代医学五彩斑斓的发展过程，窥见其中的抱残守缺、故弄玄虚、真诚尝试与不断突破，正确认识药物的正面、反面及阴暗面。先哲曾言：科学的最大悲剧就是，一个美丽的假说被一个丑陋的事实所扼杀。科学最不屑于偶像，科学进步依靠的就是打破旧习。温特给出随着科技进步而带来的许多颠覆常识的医学真相：大部分膳食补充剂都缺乏有效成分，只有安慰剂效应；补充维生素 D 和鱼油均无法预防心血管事件与癌症；我们已知的关于胆固醇的知识有一半是错误的，而现在仍不知道是哪一半有错；抗精神病药物的真正疗效微乎其微，且副作用非常严重；所有抗抑郁药都明显增加了死亡、企图自杀、跌倒、骨折以及上消化道出血的风险；老年人的过度药物治疗本身就是一种后果严重的疾病；肥胖是一种后果可怕但可以预防的慢性疾病；阿尔茨海默病占全部老年痴呆症的 80%，其病程一旦开始，就没有药物能够阻止或延缓它；疼痛是上帝赐给人类的珍贵礼物，是人体必备的自我保护机制，对协助医生诊治疾病来说也是无价之宝。该书最可贵之处在于它揭示了人体所需的主要微量营养素和市面上常见膳食补充剂的真实面目，借助给人留下深刻印象的历史故事，有理有据地告诉人们选择背后蕴含的科学道理，让读者自己做出理智的选择。

有益健康的生活诀窍

马克·吐温曾言：如果我们所深信不疑的已知是错误的，那么已知要比无知给我们带来的麻烦更大。温特认为，身处各种信息唾手可得的网络时代，信息的明显特征是繁多、碎片、无序、彼此干扰。导致受众的特点为信息饥渴却缺乏耐心、期待魔法与寻求捷径、渴望非 A 即 B 的答案。为了满足人民群众对健康知识的渴求，市面上充斥着五花八门的所谓健康秘籍、长寿诀窍之类的图书，这种滥竽充数的现状让有心追求健康长寿者莫衷一是，难以抉择。先哲曾言：如果一个人的知识不成体系，那么他知道得越多，就会越感到困惑。温特认为，我们今日的行为依据，都是迄今我们所能获得的对真理的最佳近似。温特为我们科学、客观、系统地梳理了衰老、营养、锻炼、药物、激素、癌症、卒中、心脏病、糖尿病、肥胖、骨质疏松以及阿尔茨海默病等许多最基本的健康概念。尽管许多人对这些名词耳熟能详，但它们的实质却以支离破碎的信息碎片散乱地分布在我们的大脑中。温特就像一位技艺高超的整理师，将纷繁复杂的健康知识梳理得井井有条，并借此将健康思维体系清晰地呈现在读者面前。温特指出，目前全球推荐的最佳健康饮食为地中海饮食和抗高血压饮食，其特点都是包含大量的水果和蔬菜、全谷物粮食、低脂或脱脂奶制品、瘦肉、鱼类、豆类及干果类。健康烹饪的总体原则是少加水，时间不宜过长，并尽量喝掉其中的汤。该书尤为值得称道之处在于，作者不仅介绍了有关健康的基础知识，而且能紧随医学科研的最新成果不断进行知识更新。它虽然不是一部确保健康长寿的"葵花宝典"，也并未提供刻板的标准答案，但它通过提供一套有助于健康的思考体系，让人们患病失能的概率最小，健康幸福长寿的可能性最大。

优雅老去的行动指南

该书既有回眸历史的视角，又不乏倡导科学的阐述。作者独具匠心地通过医学史上的一个个真实生动的故事，潜移默化地普及医学、药物与营养学知识。温特指出,认识自己是生命真正从容优雅的开始。一个人需要一定的生活阅历,才能认识到生命正在走向终点,才能意识到今天所做的一切,将在很大程度上改变自己的余生,并影响以何种方式走向生命的终点。笔者认为,身处鱼龙混杂的信息洪流之中,一个人最大的本事不是获取,而是舍弃,舍弃不必要的知识也是一种智慧。温特通过讲述多种营养素或药品发现的历史事实,让读者了解到人类获得健康知识之路并非一帆风顺。已有的科学研究数据证实:人体也遵循用进废退的规律,越使用,就越健康、越强壮。无论什么锻炼,对人体都有好处。锻炼不仅有益于身体健康和保持良好的精神状态,对爱美者来说还有益于保持容貌美丽。锻炼有益于预防骨质疏松症、心脏病、高血压、类风湿关节炎等多种疾病,而且每周只锻炼 36 分钟就能取得非常明显的健身效果。因此,重要的不是强度,而是从一开始就选择一种最能吸引自己的锻炼方式。窃以为,该书最大的价值是借助史料翔实的科研成果和通俗易懂的大众语言,帮助读者形成严谨的健康思维体系。对广大读者而言,该书不仅授之以鱼,还从根本上帮助读者建立起科学的思维体系和良好的辨别能力,从而确保人们在通往幸福的优雅老去之路上少走弯路,不误入歧途。古人云:凡事预则立,不预则废。有鉴于此,立志健康优雅地度过人生的有识之士,不应该仍是坐而论道的空谈者,而应从我做起,从现在开始为自己制订切实可行的健康计划。尤其应该切记的是:越早开始行动,效果越好。

大洋彼岸的临终医助　辞世之路的哲学之思

——《辞世之路：美国的临终医助》

时至今日，中国人口老龄化已经成为无法回避的现实问题。"好死不如赖活着"的旧观念已日渐改变，如何帮助临终之人有尊严地走完最后的人生之路，是全社会都在关注的重要话题，欧美国家早已对如何进行临终关怀和有尊严地离世进行了大量实践。美国作者安·诺伊曼（Ann Neumann）所著的《辞世之路：美国的临终医助》一书，为我们提供了值得借鉴的他山之石。这是一本探讨如何直面死亡并保持尊严辞世之书，以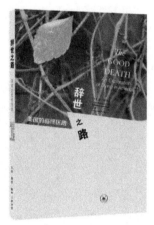令人印象深刻的实例呈现出美国开展临终关怀服务的历程。诺伊曼带领我们纵览美国法律、宗教和伦理，探究生命价值，以独特且简洁的视角审视人类如何面对死亡，包括试图阻止死亡的方式及欣然接受它的过程。诺伊曼长期关注临终医助，以自身探访所获得的众多典型案例结集成书，以坚定的态度和灼热的文笔，通过给人留下深刻印象的案例诠释了死亡与生存之间既复杂又令人伤感的种种现实，也为我国的医护机构与医务人员、患者及其家属提供了参考样本。掩卷遐思，诺伊曼的思考不仅涉及人性，更深入文化、医学、法律、伦理道德、宗教与政治等多个方面。该书不仅是一本内容翔实生动、思辨逻辑缜密、令人读之唏嘘的好书，更是一部让人冷静面对辞世之路的参考读物，令人读之难忘，并能引发思考。

辞世之路的哲学之思

诺伊曼是美国专门从事宗教与医学领域交叉研究的学者，经历了父亲身患绝症、饱受折磨、痛苦离世的全过程，在无尽的哀痛中，她对临终之际患者及亲属该做出怎样的选择进行了深思。她从担任义工出发，参加社区服务及诸多团体的各种会议，走访病患与家属、医务工作者、律师、法官、牧师、社会学者，甚至深入监狱，聆听各种对待临终与死亡的心声，分析多种案例后为我们指点迷津。她指出，人生中如何面对死亡、正视临终和死亡的抉择，在试图阻止死亡的努力中欣然接受其过程，是我们无法回避的问题。在人类的日常活动，如阅读书刊、欣赏影视作品、听音乐和人与人的交谈中都常常涉及死亡，以至于我们往往对其形成某种幻象或者定式，甚至不免对其报以浪漫的期待。诺伊曼认为，医学的进步让人们进入道德伦理中未曾探求的新领域。从现实出发，冷静面对辞世，以及可以安好辞世，并没有想象中的那样简单。生死之间的关系，远比我们所预料到的要复杂得多。所谓浪漫之死，是指经常出现在电影或小说中的那种表现崇高的、美妙及安宁的故去。人们的内心深处都期待着美好的人生结局，但也都担心这样的前景未必能够梦想成真。

自古以来，在中国的传统思想中，对于死亡是回避的，与死亡有关的话题沉重且阴暗。尽管生命的终结是一种必然，但近代对临终关怀的进步告诉我们，死亡可以不是被动的、逆来顺受的。与患者谈论死亡绝非轻松之事。医生谈及它，是承认自己无能为力，等于明言从此撒手不管；建议患者去临终关怀机构，就意味着去等死，因此许多医生都不肯这样做。宣告停止继续治疗，移除生命维持设备，对于患者家属而言，会觉得是决定终结亲人的生命，是对他们的背叛；对于患者而言，会觉得无异于宣布自暴自弃、拒绝合作、极度沮丧乃至意欲自杀。但是继续下去，劳而无功的医治会折磨肉体、破坏体能，造成经济负担，以及每每接触医护人员时一再引发的临床抑郁。这应当使患者想到：如果凡此种种离开家庭、失去意识、被化疗弄得虚弱不堪、体内被插入各种管子的体验还能算是好方式的话，坏的方式又该会如何呢？医生们很清楚，各种治疗手段都会给患者带来心理恐惧，任何严重疾病都会在发展中出现一个"倾覆点"，再采用高强度、高密度的医学手段，便会给患者带来比疾病本身更严重的负担。既然临终关怀服务能使患者舒服并痛快些，离开种种危险的医疗设施和令人惧怕的医护方式，又能回到自己家中有亲友相伴，我们何乐而不为呢？

大洋彼岸的他山之石

美国人的平均寿命在过去一个世纪里延长了30年，2000年的期望寿命接近80岁。他们相信衰老是一种可以医治的疾病，死亡将得到比目前更长久的推迟。然而，在这种信心的支持下，各种意在否定死亡的努力使我们付出了代价，活下去的意愿蒙住了我们的眼睛。人们似乎忘记了一切生命都犹如货架上的牛奶，出厂时便已经注明了保鲜期。如今80%的美国人是在医院、养老院、诊疗所等各种医疗机构内逝去的。基于保健状况的总体改善，离世成了得到专业化处理的过程，使得以前会在家里接触到亲人逝去的直接体验基本不复存在。即便看到行将就木者或故去之人，也大都只是在医院病房中短短探视时，而对患者的医药护理、更换床具和洁身过程，都统统交由医护人员负责。被认为令人不快的有关死亡的方方面面，都发生在拉起的帷幕后面。美国临终关怀医务机构的接纳标准，是确认患者将在6个月或更短的时间内离世。实际上患者在此类机构的平均入驻期不到2周，超过1/3者会在7天内撒手人寰。

诺伊曼指出，生是寓于死的，死亡和活得太久都是一种丧失。只有存在死亡，世界上才有生命。平衡不是静止，而是运动和一种永远的更替。没有终结的生命，不会死去和永远不灭的存在，乃是每个灵魂都企盼得到的。企盼越强烈，生命便越健康。生命的最优美之处，其实就在其存有竟时而并非永恒，因其不能持久而弥足珍贵。死亡是必要的，或者应当说放弃对长生不老的追求是必要的。诺伊曼倾尽全力地想要弄清楚的事情，就是如今的人们如何会不知不觉地滑入死亡的深渊，仍然活着的人们又将如何懵懂茫然地面对这人生大限。患者不会在临终关怀病房中待很长时间，因为他们先前已在医院的其他科室接受过治疗，只是在医疗措施束手无策后才被送到这里来。但已有的研究表明，与同类的患者相比，接受临终关怀服务的患者的生存期平均延长两个月。该书真实地记录了美国人如何对待疾病、临终和死亡，更为不同文化背景下的人们提供了宝贵的参照。作者不仅具有投身社会公益和探寻真相的勇气和作为，更重要的是她为有志于这一事业的人们树立了榜样。

方兴未艾的安好辞世

研究安好辞世，似乎有如寻找传说中的"不老泉"。人死不能复生，又何来其安，何谈其好？人们意识中的死亡和它的真实降临之间是有距离的，拉近这一距离会造成冲击或伤害，减轻的唯一方法是拿出时间来接近生命行将走到终点的人。知道死是如何发生在他人身上，从而也会认识到它必将降临到自己头上。人们尽管有心认知死亡，医务界围绕这一事物的所作所为，却一直在妨碍着它的实现，而这也就影响了我们能从了解中得到裨益。诺伊曼认为，不存在什么安好辞世，无论对于本人还是亲朋，死亡都不是什么好事。不过还存在另外一种结局，可以称之为安妥辞世。从进入临终关怀医务所做义工伊始，诺伊曼便认识到对于晚期的重病患者，独立如同风中之烛般不可靠。改善死的质量并不仅仅依靠患者及其亲友被告知有哪些选择，然后由他们自己决定何去何从。毕竟人们是可以做到对死亡坦然面对，接受其当然，又知其所以然的。懂得它，便可以直面接受它，安妥辞世有多种实现方式，视临终者的情况而定，按照各自的希望尽可能地予以满足。真正应当归结为悲惨离世的只有一种，以这种方式羽化西去的人，会有疼痛、无助、拖耗及孤独等共同的可怕体验。

依据已有的研究结果和自己的亲身体验，诺伊曼从更宽泛的角度告诉人们，病危临终时如何离世是可以选择和争取的。让医生学会如何告诉患者已来日不多自然重要，让患者明白自己面临怎样的前景也不容忽视。不过即使都能做到，也只有在被告知者真正听进去时才会有效。要想探知今天人们之所以会经历这样离开人世的历程，医学、药学发展的过程，选择、自主、知情同意等概念形成的经过，临终关怀医务机构和医院的救治理念的定型和沿袭，社会对临终所持的看法，都需要在更深层次上达成共识。通过重点研究一些典型案例，诺伊曼认为实现改变人们驾鹤西去方式的目标任重而道远，既涉及给临终者以充满关爱的照顾和护理，又事关不留余地地审视各种在当今控制着生命最后一段行程的社会、法律及行政的制度。我们所向往的安好辞世是尽可能按照自己的意愿和选择，摆脱羁绊，安详轻松地告别人世。但现实生活中，让病危临终者更自然和安适地离去，在某种程度上却受到来自社会、医学、法律和道德伦理等诸多方面的制约，需要活着的人不断为之努力和奋斗，才能给人生画上圆满的句号。

适者生存的人生之旅　生老病死的哲学之思

——《适应论：关乎人生与生老病死》

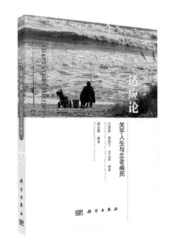

　　生老病死是人们必经的基本过程和不可回避的基本问题。适应是生物与环境相适合的过程，是普遍存在于生物界的生命现象。自然界的各种植物、动物以及我们人类，只有适应所处的环境，才能得以生存。最近有幸阅读了首都医科大学吕国蔚教授等编著的《适应论：关乎人生与生老病死》一书，获益匪浅。该书所涉及的范围广泛，几乎可以说是包罗万象，不仅包括适者生存、不进则退、宝贵的生命、多彩的人生等宏观哲学思考，而且不乏健康与亚健康、压力与应激、健康与疾病、奇妙的代偿功能、我们身边的病理过程、做自己的保健医生等普通大众关心的医学知识，还涉及孩子的培养、青年成长的机遇、正确的恋爱观、老年长寿的密码以及正视死亡等多个方面。作者依据多年收集整理的信息以及自己的切身经历和深刻感悟，尝试从哲学的视角，通过旁征博引去领悟和把握人生变化与生老病死的内涵。作者指出：动机让你起步，习惯使你保持前进。在复杂的自然环境中，我们只有用哲学的头脑去思考人生、正确面对人生变化和生老病死，更加睿智地提升自己的身心健康，才有可能实现自我价值，以实际行动书写不可重来的人生。

适者生存的人生之旅

"适者生存"由英国哲学家斯宾塞率先提出，达尔文将自然界在生存的斗争中适者生存、不适者消亡的过程称为自然选择。他认为，自然选择的过程是一个长期、缓慢和连续的过程，凡是能生存下来的生物，都是适应环境的。吕国蔚等指出，适应是生物与环境相互磨合的过程。生命是对内部与外部条件的持续适应。适应是生存的一种智慧和方式，是快乐的一种方式，正视自己、改变自己是适应的基本原则。人只有与环境相适应，才能取得和谐。这种和谐指的是对立事物之间在一定条件下具体、动态、相对、辩证的统一，是不同事物之间相辅相成、互助合作、互促互补、共同发展的关系。任何生物一旦诞生，为了完成其生命过程，就须臾不能脱离它所处的环境。任何一种实际存在的生物所表现的性状都是环境影响的结果，人和生物从生到死是一个连续的统一体，都会经历生长、老化、伤病与死亡的过程。人的一生中最主要的矛盾是健康与疾病之间的矛盾，对疾病最常用的定义是，它是对人体正常形态与功能的偏离。生病与正常的功能衰竭并不相同，死亡是客观规律，但生病不是客观规律。健康与疾病不是对立的概念，而是彼此相互依存、互相转化的统一体。疾病是生命存在的一种状态，从疾病的最严重状态到健康顶峰的状态，是一个生命的连续过程。正常的生命活动受到限制或破坏，或早或迟地表现出可察觉的症状，这是给人体发出的信号和警报。人生之旅中生长与健康在一端，伤病与死亡在另一端，每个人都在这一连续统一体的两端之间的某个地方占有一席之地，并随着时间的推移在向死而生之旅中不断前行。比尔·盖茨曾言：社会充满不公平现象，你先不要想去改造它，而只能先适应它。因此，真正的人生应该是欢愉与泪水同在，激情与失落共存。

大千世界的博古知今

地球上所有的生物及其生存环境总称为生物圈，古生物学家推测，地球上出现生命的历史已逾 40 亿年，曾经先后生存过 5 亿种生物。如今生物圈内已有记载的生物共有 250 多万种，其中植物约 34 万种，动物 200 多万种，微生物约 3.7 万种。在弱肉强食的世界中，激烈的生存竞争法则就是不进即退，停滞等于灭亡，而适应通常表现在动物的形态结构、生理机能和行为生态等特征上。动物对生存环境的适应性，是经历了无数代长期的自然选择而形成的。为了繁衍，它们必须不停地奔跑才能保持在原地。大熊猫最早是食肉动物，由于自然环境变化，最后它们变成以吃竹子为生。野兔的平均寿命为 15 年，而家兔只能活 4～5 年。鲨鱼是世界上最灵活的动物，全身只有软骨而无一块坚硬的骨骼，其在地球上生活了约 4 亿年，但至今外形都没有太大变化，说明它的生存能力极强。在长期的岩洞栖身中，美洲鹰练就了能缩小自己身体的本领。一只成年的美洲鹰两翼自然展开后长达 3 米，体重达 20 千克，但它们竟然能钻入洞口直径仅有 0.15 米的狭小且拥挤的洞穴中生活。全世界约有 1600 种鸟类以花蜜为食，如果缺乏鸟媒性的传粉受精作用，有些植物的繁殖率就会受到影响而大大降低。我们认为鼠类对于客观世界似乎一无是处，但当鼠的数量减少到不能满足各种食肉动物的供食时，食肉动物资源对于人类的利用价值也将失去。统治地球长达两亿多年的巨无霸恐龙，最终还是没有能适应严酷的自然环境而从地球上绝迹。

人体健康的哲学之思

该书作者认为，生物是具有生命、生存意识、生存性能的自然物体。由于长期的进化和积累，自然界的天然系统远比人造系统高明。竞争是生命发生与发展的核心和动力，生命的竞争是不可避免的，生命竞争的优势源于基因的表达和遗传，造就了生命个体的竞争本性，缺少竞争优势的个体将会被排挤，其种群也会被吞灭。该书作者指出，健康是基本人权，是一个积极的概念，应将健康看作日常生活的资源而不是目标。达到尽可能的健康水平，是世界范围内一项重要的社会性目标。人们对身心健康的重视程度，标志着社会文明与进步的程度。健康是医学上的一个重要概念，世界卫生组织（WHO）对其给出的权威定义是：健康不仅是没有疾病，而且包括躯体和心理健康、社会适应良好和道德健康。健康的大脑寓于健康的机体，其标准是相对的。健康不在于长寿，而是注重生活的质量。很多人不是死于疾病，而是死于无知。影响人类健康的因素中，遗传、社会因素、医疗、气候地理环境因素分别占 15%、10%、8% 及 7%，其余 60% 是人的行为与生活方式。愚蠢人制造疾病（不良生活习惯），普通人等待疾病（病重才去检查），聪明人预防疾病。生活乐观者与悲观者相比，总体与心血管疾病的死亡率分别降低 45% 和 77%。因此，应将世界卫生组织提出的心理平衡、合理膳食、适量运动、戒烟限酒四大健康基础作为文明生活的准则。如果能抓好这四大基石，可使卒中、高血压、糖尿病、肿瘤的患病率分别降低 75%、55%、50% 及 33%，人类寿命可延长 10 年。自愈是疾病痊愈的基础，是人体在遭遇外来侵袭或内在变异等危及生命时维持个体存活的一种生命现象，具有自发性、非依赖性和作用持续性等显著特点。人体自身有能力治愈 60%～70% 的不适或疾病。希波克拉底认为，最好的医生是自己，最好的药物是时间。有识之士的共识是：个人健康要从过去依赖医生和医院逐渐转变为依靠自己，使自己成为健康的第一责任人。

方兴未艾的临终关怀

该书作者在书中专门探讨了临终关怀、死亡的过程与脑死亡等问题。人生本质上就是向死而生，每过一天就是向死亡更逼近一步，这或许就是生命的魅力和神秘所在。人生自古谁无死，这是一条不可抗拒的客观规律，深悟其道理的人便会消除对死亡的恐惧并泰然处之。人一生中患重大疾病的概率为 70%～80%，且大多发生在老年阶段，有人将人生暮年戏称为年龄老化、知识退化、思想僵化、等待火化。该书作者坦言：死亡并非快乐之事，人无权决定出生，却在某些情况下有权决定死亡，这显示了作为人的尊严。死亡是件庄严的事情，所以要死得体面。在世界范围内，临终关怀的历史仅有 30 多年。临终关怀是一种专注于患者逝世前的几周甚至几个月内减轻其疾病的症状、延缓疾病发展的医疗护理，临终患者其实不过是比我们更早面对死亡的人。临终关怀包括身体关怀、心灵关怀及灵性关怀，其目标是提高患者的生命质量，通过消除或减轻病痛与其他生理症状，排解心理问题和精神烦恐，令患者内心宁静地面对死亡。临终关怀不追求猛烈的、可能给患者增添痛苦且毫无意义的治疗，但要求医务人员用高超的技艺和良好的服务来控制患者的症状。同时，临终关怀还能帮助患者家属分担劳累与压力。临终关怀不同于安乐死，它既不加速也不延迟患者的死亡。倡导临终关怀者认为：临终是一种特殊类型的生活。临终关怀首先以照料为中心，其次要维护人的尊严，最后还要提高临终生活质量。所以，正确认识和尊重患者最后生活的价值，提高其生活质量，是对临终患者最有效的服务。先哲曾言：世界上有太多的不公平，但唯有死亡是每个人的最后归宿。到 2025 年，我国的老年人口总数将超过 3 亿，其中阿尔茨海默病的患者接近 20%，加上对各种肿瘤治愈率的提高导致人均寿命的延长，迫切需要大力提倡临终关怀，并通过实行切实可行的方案和有力的措施来助力人们更有尊严地度过人生中最后的时光。

健康经济与社会选择　适者生存的睿智之思

——《谁将生存？健康、经济学和社会选择》

　　我们深知，健康始终是人类珍视的重要目标。回眸历史可知，科学技术的进步和医学知识的普及，大大降低了人类的发病率和病死率，使得人类的健康水平大为改观。在现代社会，健康是一种重要的社会资源，如同其他资源一样也要遵循经济学的资源合理配置原则。与人类日益增长的多种需求相比，资源始终是有限的，健康资源也不例外，因此对健康资源的选择十分重要。健康水平不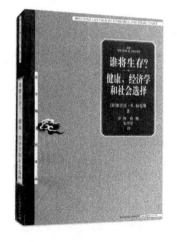仅取决于医疗服务，不同个体与群体之间的健康差异和医疗数量及质量的差异并无根本的联系。除了医疗服务以外，健康状况的好坏还取决于遗传、环境和个人行为等其他因素。当医疗数量超出一定的变动范围后，医疗服务对健康的边际效用显得微乎其微。随着国人生活水平的大幅度提高，大众对个人健康的重视程度与日俱增，但国人对健康经济学及其相关的社会选择问题所知甚少。感谢美国作者维克托·R.福克斯（Victor R. Fuchs），通过其所著的《谁将生存？健康、经济学和社会选择》一书，为我们进行了健康经济的入门科普，使笔者获益匪浅。该书主要针对两个方面进行了讨论：一是探讨健康与收入、教育和生活方式等社会经济因素之间的关系；二是研究医生、医院和药物等组成医疗体系因素之间的关系，借以分析改革医疗体制、控制医疗成本的方法。福克斯从经济学角度出发，提出了目前在医疗领域，特别是美国医疗行业中存在的包括医学成本高昂、医学资源分配不公以及与其他国家的差距等问题，分析了影响健康和医疗成本的多种因素，从而有助于读者更清晰地理解健康、经济学和社会选择之间的关系。尽管福克斯主要研究的对象是美国，但全书问题框架明确，加上作者有很强的反思精神，因此该书仍可为我国解决同类问题提供有益的借鉴。该书资料翔实、立论严谨、可读性强，虽出版于 21 世纪之初，但作者针对许多问题的精辟论述和深刻见解仍不失针砭时弊之功效，值得有识之士开卷一阅。

健康经济与社会选择

福克斯指出，人类历史上的大部分时间，人们的健康水平取决于经济状况。无论是在贫穷国家还是在高福利的国家，医疗资源都是十分稀缺的。由于资源对需求的相对稀缺性，向所有人提供高质量的健康服务如天方夜谭一样是不可能兑现的承诺。基于资源的多用途性，其选择毕竟都会依赖于个人的偏好程度，而且不同的人拥有不同的健康贴现率。人类的主要健康问题归根结底还是一个价值取向问题：我们是什么样的人？希望过什么样的生活？每个国家都在由遗传因素、气候条件和其他自然力量限定的范围中通过比较健康与其他目标的重要程度，选择自己的死亡率。虽然国家能有效地使社会躲过多种危险，但是自我保健在很大程度上仍是个人问题，它要求拥有一定的生活方式。如果我们的目标是提高全民健康水平，就必须付出一定的代价，从经济学上看，这就是边际成本与边际收益的博弈。一旦医学进步、人员和设备的配置达到了一定的基本水平，再追加医疗投入的收效就不明显了。现有资料显示，导致人类死亡的主因是心脏病、癌症、意外事故、自杀等，行为因素的影响越来越大，因此，改变个人行为仍是减少心脏病、癌症及其他不幸事故发生的最有潜力之策。增加医生的数量、药品研发费用及医疗科技的进步与国民健康状况的改善之间没有任何重要的联系，医疗护理至今仍无法成功地改变人们的行为。然而，令人惊喜的发现是，受教育时间与健康状况成正相关。比较合理的解释是，关注身心健康和接受教育都是对人力资本的投资，良好的教育能增强人们的自信，减少社会和工作带来的压力；教育和健康都属于人力资本投资，个人和家庭进行此类投资的意愿程度与能力大小几乎相当。从长期来看，人们的健康状况会受医疗状况的影响，但起作用的主要是科技进步，而不是医疗服务数量的变化。在发达国家，医疗服务对预期寿命的边际效用微乎其微。越来越多的研究表明，80%的疾病属于功能性疾病，其病程具有产生、持续、消亡的自限性；10%的疾病根本无药可救；10%的疾病需要借助医学科技的重大发现才能起到一点作用，但是成本相对可观。这就不得不重视医生的"非治疗"作用，在生命结束之际，在"治疗"已回天乏术之时，"护理"就显得更加重要。

医疗服务的利弊剖析

过去，由于医疗知识匮乏，医疗水平有限，医院最初只是为穷人提供等待死亡的场所。随着现代医学科技的进步，医院逐渐成为医生的工作"车间"，医生们认为医院就像是修理车间，是进行治疗的地方。而现在，一些医院逐渐承担起社区保健和康复中心的重任，这些医院更加重视预防医学、保健护理、康复服务、临终关怀等。然而在现行的医疗体制下，医生和医院管理者都缺乏足够的动力去推动这项改革；即使他们不这么做，也不会受到惩罚。与其他行业不同，大多数医学领域的新发展都会增加对劳动力的需求。当人均护理人员占有量连年增加时，医患关系依然剑拔弩张，主要原因是增加的医护人员都在操作和保养医院里那些复杂精密的仪器设备。劳动力人均成本的增加和医护人员雇佣数量的猛增直接导致了医院成本的激增，结论是投入医院服务的资源虽有明显增加，但是人们的健康状况却丝毫未有明显改善。药物的过量使用、滥用、误用构成了美国的一个主要健康问题。从健康角度来看，美国过量使用最严重的药物是酒精。即使人们明知过量使用药物是在伤害自己的身体，但因为从药物中得到了其他满足而执意坚持这么做。很明显，政府加强对药物的开发和销售的监控会严重阻碍人类与疾病斗争的进程；而由于药品销售体系及专利垄断，药品行业缺乏价格竞争，所以目前的药物价格超过必要的水平。时至今日，很少有人会赞同不顾医疗成本而无限制地投入医疗资源，在治疗与放弃之间，人们已经理解需要选择，如对心脏病患者而言，住院治疗与居家护理的效果毫无差别。另外，费用昂贵而效用未知的技术研究会耗尽医疗经费，从而直接减少用于研究的费用。事实一再证明，现在医生在其专业分支领域内接受的深入细致的培训成本过高，以至于这样培养出来的人才不适于提供基础护理、预防治疗、康复治疗和紧急救护，而这些都是现在需求旺盛的医疗领域。加大初级保健医生的培养队伍势必要解决资格认证和医生执照监管等问题，这就要求大多数医生转变角色，不再是直接为患者提供治疗，而是全权负责患者的健康状况。

坦诚直率的改进建议

经济学巨擘凯恩斯指出，经济学理论并不能使已有的结论立即应用于政策制定，它不是教条，而是一种方法，是一种思维工具和考虑问题的手段，拥有它有助于得出正确的结论。福克斯指出，如今在发达国家，医学因素已经不再是决定健康的根本因素，医学技术对健康的直接贡献甚微，个体的社会经济地位成为影响健康水平的基本原因，其中教育、收入和职业所导致的社会分层的不平等尤为重要。个人和群体间的健康不平等主要取决于遗传因素、生活环境和生活方式，良好的行为方式如运动健身、戒烟限酒等是提升个体健康水平的根本和直接因素。教育对健康的作用在于，它能够通过提高个人技能、能力和资源，使个体更有效地实现所珍视的目标，包括对健康的维持。收入与健康也存在正向的因果关系，即收入越高，健康水平越高。职业是提供健康资源的重要基础，良好的工作环境和积极的社会支持既取决于职业的层次高低，也会对健康水平产生影响，尤其是失业更会对健康产生冲击。面对连年激增的医疗费用问题，如何切实降低医疗资源使用率和医疗价格，经济学家给出的建议包括：增加医疗资源的供给，以期降低医疗价格；大力宣传全民保健意识，以降低医疗资源的使用率；通过国家政策强制控制医疗资源使用率并采取药品限价制度；引入医疗保险的兑赔额，正向奖励维持自身健康的投保人；通过医生来控制医疗费用。福克斯认为，医生在健康领域拥有无可比拟且举足轻重的地位，通常被认为是"保健团队的领袖"。因此，控制医疗成本必须把重点放在医生身上。特别要注意医生的录用、教育和培训的效果，以及对医生的约束和激励机制。通过改变对医疗服务人员的奖励机制，运用支付机制消除不必要的住院治疗，控制医生的处方，从而在总体上限制医疗成本的攀升。不仅如此，福克斯还建议医疗机构今后应该以四种服务模式为主：为怀疑自己患病的人设立检查和鉴别评估分类中心；为健康者提供免疫治疗及健康呵护服务；为慢性疾病患者提供治疗和康复训练；设立由专业医生组成的为急性病、意外突发伤害服务的治疗中心。

生死有时的医学悖论　形塑死亡的他山之石

——《生死有时：美国医院如何形塑死亡》

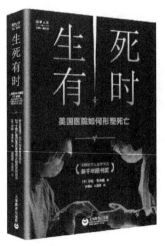

《生死有时：美国医院如何形塑死亡》是一本以时间和死亡为主题的书，莎伦·考夫曼（Sharon Kaufman）是美国人类学、历史及社会医学教授，主要研究领域涉及医学人类学和老年人类学的许多核心议题，如社会变迁与医学文化的转型，医院文化与晚期患者的临终关怀，生物科技与伦理、医疗实践的关系，老年医疗保险政策与卫生保健体系改革等。考夫曼指出，由官僚制度、言语辞令、机械设备与程序步骤定义了的美国医院，组织安排了医院围墙里的时间和死亡，创造出一种新的现实——将死亡带进生命。在该书中，考夫曼描绘了患者走进和穿越生死之间被称为灰色地带的旅程，以及围绕着这一旅程的文化现象。通过还原医护人员、重症患者以及必须决定治疗方案的患者家属的亲身经历，探索美国医院如何形塑"围墙"里所发生的死亡，也分析了这种格局得以建立的社会根源。该书是一本有关医院文化之书，这种文化在医院关于死亡的深刻内在矛盾中占据主导地位，迫使有关各方不得不做出似乎不可能的选择，并引发一场全美上下轰轰烈烈的关于"死亡问题"的讨论。考夫曼在为期两年的实地调查中，仔细观察了 100 多位即将离世的危重患者的治疗过程，花费了大量时间亲自参与重症监护室中的患者的临终讨论，通过细致的研究和生动的描述，重现了那些令人潸然泪下的悲伤场景。这些叙述真实可靠，对于愿意审视自己在患者临终时参与的医护者来说，颇具启发意义。阅读该书，宛如倾听医生在照顾濒危患者及其家属时进行的对话，以及他们必须直面的问题，好像面临那些没有人能够真正计划好的、悲伤的选择。随着我国医疗保健水平的提高和老龄化社会的加剧，来自美国的他山之石不仅能为我们正确看待死亡指点迷津，更能起到针砭时弊之作用，值得有识之士开卷一阅。

生死有时的医学悖论

该书讨论的主要议题包括：死亡已经成为一种新难题，死亡作为一种生命形式的模糊地带，与医院文化、患者的濒死体验、医疗体系中时间和治疗路径的力量、应对患者状态的策略与修辞技巧、生命支持与设计死亡等密切相关。考夫曼坦言：直面死亡需要勇气，要成为一个真正的人，就必须勇敢地体验生命。当一个人死亡之时，在场的每个人都会受到触动。如今人们对死亡的种种欲望莫衷一是，这些自相矛盾的情感源自对医学进步的苛求。现代医学能够治愈越来越多的病症，使衰老的进程变缓，或修复晚年时衰弱的人体系统，甚至无限期地推迟死亡。考夫曼揭示了当代死亡问题讨论的几个致命环节，澄清了一些长久以来以讹传讹的陋见。他指出，在生命即将结束时，通过拥有更多个人选择来控制自己的生命，这一社会文化需求本身就构成一种自相矛盾的悖论，医学既提供也限制这种选择。考夫曼在医学和人性之间、在"坚持"与"放手"之间、在治愈疾病和终止生命之间艰难地划定了界限。这是一个令人信服的诠释，见证了我们如何管理死亡及其意义。

全书通过 27 段真实的叙述，以准确和丰富的细节描述了死亡临近时患者、家属、医生、护士和医院所共同参与的一支复杂且经常是麻烦重重的"舞蹈"过程。考夫曼的核心观点是：在现代社会，死亡已经成为一种选择。死亡本身不可避免，但死亡的时机可以经由现代医疗技术决定。对需要做出选择的患者家属而言，面对死亡往往进退维谷，他们既肩负着巨大的道德和情感压力，又面临着极度的信息不平等，在医疗知识壁垒下无能为力地等待，直到最后不得不做出决定。考夫曼指出，导致这种情况发生的原因包括医疗体制结构、医学语言辞令甚至宗教和文化等因素的影响，通过个案研究可见，此种选择并非如"患者拥有自主决定权"所宣扬的那么自主和自由，医院使某些死亡方式变得可能或不可避免，死亡也由此成为被形塑而非自然的过程。在有关的故事里，患者与亲属陷入了他们不能理解程序还必须做出决定这种两难的境地，也揭示出医护人员每天都要面对的束缚和进退维谷的处境。由于该书所探讨的确实是还在形成之中人类自己所造就的新局面，因此作者无法提出切实可行的解决方案。

临床实践的真实写照

考夫曼认为，今天的医学是一张网，连接着复杂的社会制度、各种知识、碎片化的医疗体系与广泛的临床实践。医院如同复杂的社会机构一样，也是一个令人沮丧、苛求他人的地方，充满了各种矛盾与冲突。如今死亡从医学和政治上来说都是可塑造的，可以进行无休止的讨价还价。这意味着死亡可以定时，而时机的选择已经成为问题的关键所在。尽管医学的终极任务是拒绝死亡，所有人都明白死亡最终无法拒绝，但是医学可以控制死亡何时发生。医学工具和程序并不是导致医院内发生死亡的唯一因素，倾听患者意见的重要性、当患者病重时其他人凭直觉了解其意见的必要性、对重病患者的生命应该靠医疗维持多久的判断，都成为选择死亡时间的关键因素。如今医疗保健管理者、政策制定者以及医院的管理者都在抱怨死亡的代价太高，持续的时间太长。医护人员通过时间的流逝来看待患者的住院期限，就是医院要求顾及患者住院期间的经济与临床效益。对医护人员来说，治疗方案的决定和治疗过程的时机选择、适时地完成特定时间的能力、实现这种适时性的障碍，以及死亡的时机选择都是医院关心的重要问题。

考夫曼指出了在不断升级的有关死亡的公共讨论中所缺失的四个问题：第一，医院体系决定着医疗行为、医疗从业者和患者的体验，然而现在的有关讨论并没有涉及这一体系。政府机构、医疗技术、常规的医疗行为共同创造了生与死之间的那道门槛，以及那道门槛前的徘徊等待。第二，当生命在生死之间的灰色地带徘徊时，医护人员、患者及患者家属表达意愿所使用的言语辞令在公共讨论中得不到普遍承认，人们通常只在生命垂危的患者床前才会使用它们，以此来控制生死之间的过渡。第三，医务工作者共有的那些心知肚明又深藏不露的内幕知识，与医院诊疗程序、日常操作及如何处理生死之间的门槛密切相关。第四，对生死之间门槛的操纵及医院内死亡发生的方式都并非不可避免，这两者都是复杂的文化产物，对其"正确"与"错误"的理解都取决于政治、医学及社会生活的动向。作为人类学研究的大家，考夫曼真实地描绘出美国医院如何安排死亡、如何使某些死亡形式变得可能和无法避免，并出色地解释了美国社会中人们为什么死亡或者被维持活着的状态。掩卷遐思，尽管未来尚不可知，但我们至少对它有了更多的了解，或许也更有能力应对它。

形塑死亡的他山之石

毋庸置疑，对于美国医院如何形塑死亡之事，该书是一部令人难以置信的、经过缜密调研且感人至深的作品。我们一方面相信生物科技在恢复健康方面具有强大能力，另一方面又强烈谴责过度使用这些治疗手段，以及这些手段在生命终结时给患者带来的痛苦。考夫曼希望利用人类学工具，通过深入医院隐秘又被理所当然化的世界，借助对既熟悉又陌生的领域中各种现象的密切观察，打破已有的简单观点，即人们普遍认为医院内死亡存在技术过载和缺少个人支配权的问题，从而包括体制结构及文化力量对医院内死亡的形塑作用。考夫曼重点凝视了生与死之间的灰色地带，指出死亡并不总是指一个生命机体整体性的功能衰退，也可以是悬置的，是夹杂在伦理和规章制度、情绪与记忆当中的一个个决定。技术的进步有助于以精确的路径拉伸时间，但死亡的厚度最终仍在于生命。考夫曼通过对病室中典型案例病床旁的深耕，将一个"决定死亡"的场景逐步移景到一个完整的生命或家庭和一套医疗技术的规章制度相交的那一刻。

如今大约一半的美国人在医院中走完人生的最后一程，医院本身的体系结构形塑了医疗护理上的职业行为，决定了技术手段，以及那些貌似许诺为患者重获生命却常常只是延长死亡过程的各种重症治疗路径的使用方法。对许多临终患者而言，"采取一切手段"包括通过气管插管和心肺复苏来延续生命，是普通而又预先设置好的程序。那些现在变成了日常惯例而又似乎不可避免的程序，已成为医院复杂的文化建构。这种文化建构的形成，源于长时间的生物科技被重视和利用，源于医疗专家角色的不断演变。广泛的社会抱怨，使人们开始关注医院重症监护室中大量使用的、看似延续生命实则为推迟死亡的治疗手段。患者及其亲属希望少一些推迟死亡进程的高科技介入，多一些生命终结时对人生的控制。

认真阅读该书后，让人深感考夫曼通过直面痛苦的纪实描述，彰显出自己秀出班行的胆识、探寻真相的勇气和服务公众的智者行为。

和衷共济的携手努力　广集众智的医疗决策

——《病床边的陌生人：法律与生命伦理学塑造医学决策的历史》

曾几何时，医务工作者一直认为自己仅与患者和上帝同在。然而，从 20 世纪 60 年代起，医生心中的美好愿望被拥挤的诊室所取代。患者被包括律师、法官、立法者和学者在内的一群医疗上的"陌生人"团团围住，甚至医生都难有一席之地。是什么给医学游戏带来了新规则和新玩家？为何导致医生日渐失去自由裁量权？美国作者戴维·J.罗思曼（David J. Rothman）的《病床边的陌生人：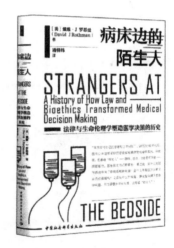法律与生命伦理学塑造医学决策的历史》一书可以为读者答疑解惑。罗思曼以美国 20 世纪六七十年代的历史转型为例，告诉我们患者为何像今天这样参与到医疗决策中，医生又何以在医疗文书和程序规则面前束手束脚。曾经在自己的王国里说一不二的医生，被迫站出来直面委员会、各式表格、大道理以及主动出击的患者。该书将读者带回昔日的医学实验室、诊疗室、法庭和书斋，在科学技术日新月异、社会情绪此起彼伏的大潮中，还原一场深刻影响了医患关系的社会变革。该书作者不仅是一位社会学与医学研究者，更是一位历史学家，这也意味着他拥有"陌生人"的身份。因此，他才能通过对第二次世界大战以来美国有关医学伦理重大事件的回顾，揭示出医学科技发展和社会变迁对医学文化的影响，提出的问题发人深省，对深入理解当前的医患关系具有很强的现实意义。罗思曼引用大量的经典案例，通过引人入胜的故事和富有同理心的笔触，围绕健康照护、法律与生命伦理学的发展历程，为读者回顾了这一问题的时代变迁。

医疗决策的鉴古知今

罗思曼是美国哥伦比亚大学社会医学和历史学教授。他指出，美国医疗中"陌生人"的含义包括以下几个方面。第一，医生和医院在普通人眼中变得越来越陌生。随着医学专科化的发展，医生不再像过去一样融入本地社区的生活网络，不再上门看病，反而要求患者住进医院。第二，病床边出现了越来越多医学界之外的陌生人。随着医疗技术日趋复杂，实践中的伦理困境层出不穷，患者权益问题引发全社会的广泛关注。医疗决策不仅发生在医患之间，律师、法官和伦理学家也开始介入，共同监督医生的临床实践。医生变成陌生人，意味着患者不再相信陌生的医生会为他们的福祉竭尽全力。当人们再也无法毫无保留地信任医生，社会便开始探索集体约束的新机制。有鉴于此，病床边的陌生人从哲学、法学和伦理学的基本原则出发，为医疗决策设定了各种程序和规则。该书作者所讲述的，就是外部力量如何为美国医生"穿上束身衣"的历史进程。为了呈现医疗决策的复杂性及其演变过程，真实再现医学界内外的控制权之争，罗思曼选择了多线条并行的论述方式，带领读者穿梭于实验室、病房、重症监护室和法庭之中。罗思曼将1966年亨利·比彻发表在《新英格兰医学杂志》上的"吹哨人"文章视为医疗决策转型的起点。这篇名为《伦理学与临床研究》的论文揭露了22项已经发表的医学研究中违背同意原则、侵害被试生命健康的情况。该文所揭露的丑闻最终推动美国政府确立了知情同意作为实验室的新规则，并建立了同行评议的机构审查委员会。随后，罗思曼探讨了新兴的器官移植和生命维持技术等对医学伦理的冲击。最后，1976 年的卡伦·安·昆兰案是罗思曼考察的终点。源于律师、官员、媒体及患者的通力合作，在该案中为医疗决策带来了关于延续或终止治疗的新规则。罗思曼所援引的这些令人印象深刻的经典案例，不仅记录翔实，文笔流畅，而且精彩纷呈，让人感同身受地领略到历史的云谲波诡。

筚路蓝缕的成长之旅

自古以来，医生讲求医德，患者信任、依靠医生且遵从医嘱行事，这在医学界已经成为根深蒂固的文化。然而随着科学技术的飞速发展，传统遭遇冲击，以技术为中心的医院逐渐取代以信任为中心的家庭诊室，导致医生与患者越发疏离，成为陌生人。一场围绕生命伦理的诉求颠覆了医生的职业系统，法官、律师、哲学家、伦理学家等非医学人群进入了医学决策领域。罗思曼以医学史上这一历史性转向为主题，让读者从中看到专门知识与人文伦理以及医患关系无处不在的张力。不可否认，医患关系与医疗决策的多种困境是现代社会不断理性化、契约化、程式化、标准化的普遍后果。该书作者探讨的是美国的法律和伦理学如何介入传统上由医生统辖的领域，从而对医生的自主性和职业权力造成了明显的"损害"。正如罗思曼所言：曾经在自己的王国里说一不二的医生，怎么就被迫站出来与委员会、各式表格、大道理和主动出击的患者打起了遭遇战呢？罗思曼通过不同观点的交叉碰撞，呈现了多元的社会认知，以此凸显生命伦理问题的复杂性。例如，在科学实验中，被试的权益很重要，但是科研人员同样坚信他们的研究能造福更多的人。器官移植和医疗资源分配确实需要纳入公众的声音，但是医生最清楚谁更适合接受移植。停掉病重患儿的呼吸机，虽然保障了家长的权利，但同时也可能侵犯了患儿的生存权。罗思曼忠实地记录下不同利益相关方的看法，他提醒人们：任何事情都要一分为二，逆历史潮流的思考或许更难能可贵。毕竟，整个病患权益运动起初也只是对医生权威的微小抵抗，经过多重力量的努力才形成不可阻挡的历史趋势。

医者人生的真实写照

传统的医疗决策将临床经验奉为圭臬，由医生根据患者的临床表现，结合理论知识和个人经验，提出最佳的个体化治疗方案。第二次世界大战之后，身兼科学家和医生的研究者认为，科学实验同样依赖于他们基于专业知识的判断和自我决策。因此，他们把临床治疗和科研活动都视为医生的自留地，近乎排他地划定问题并得出解决方案，不容外人置喙，让协商成为自给自足的一言堂。医生坚信，他们的从业誓言能确保其道德水准，实现职业内部的自我管理。医生疏远了他们的患者和社会，把自己封闭在一个内部互不接触、外部与世隔绝的天地里。专科化发展意味着患者很难有机会在疾病发生前见到医生。亲切感曾经是医患关系的突出特点，现在它被距离感所取代，这让医生与患者之间的互动不再亲密。医疗服务组织和供给方式的变化，亦加剧了医患之间的疏远程度。现代信息技术降低了知识的门槛，商业公司也加入了战场。医生不仅必须面对患者和他们的律师，还要学会用经济、效益和成本的视角来评估自己的工作。随着病床边出现的陌生人越聚越多，患者的权益得到了日趋完善的保障。医务人员必须与患者分享信息，共同决定治疗方案；集体决策和正当程序原则得以确立，医护人员接受同行的审议和社会的监督已经成为常态，弱势人群得到了有针对性的关怀。罗思曼坦言：尽管有如此大的进步，但医生的知识和地位优势让他们不会轻易地被打倒。即使有了知情同意程序，医生也能通过其他方式来暗示或操纵患者的意见。有时候，伦理规范更像是走过场，维护了医疗决策在大众眼中的合法性，却未必真的改变了医疗实践的方式。

和衷共济的美好未来

罗思曼指出，随着时代的进步，在曾经属于医生的私人领域，患者开始听从陌生人的建议。而由陌生人组成的这束耀眼的聚光灯不但形塑了医学实践的外部条件，还触及了医生在病榻之侧所做的决策。不仅如此，除了律师、法官和伦理学家，还有更多的陌生人来弥补生命伦理学和法学模式偏重个人权利的局限。社会学家和人类学家可以告诉我们伦理审查的实际运作方式与知情同意的现实困境，经济学家和社会政策研究者从集体利益与资源分配的角度探索医疗决策背后的公平性问题。为了解决系统困境，我们需要从伦理规范分析迈向社会现实分析。正是由于所有各方的不懈努力，如今患者权益运动早已超越国界，知情同意和程序正义的原则已经深入人心。罗思曼反复强调，医患关系和医疗决策的转型绝不仅仅是医学科技、医疗系统或法律领域等单一因素的变化所导致的结果，而是由整个现代社会的理性化和例行化所推动，医疗决策权的转移和医患关系的"陌生化"其实是整个现代社会的一个缩影。对医生专业能力的普遍质疑，将进一步破坏医患诚信，让本已疏远的医患关系雪上加霜。因此，医患关系的改善绝不仅仅是改革医疗卫生体系那么简单，而是涉及更为根本的整个社会的人心和民情的改变。如何在复杂多元的价值之间维持合理的张力，在效率激励和平等保护之间寻求平衡点，仍然是一个有待各领域专家进一步研究的长远议题。虽然罗思曼讨论的主要是美国的问题，但笔者相信，他们在临床实践中所获得的经验和教训，对我们也具有重要的借鉴意义。